王陇德总主编　　健康9元书系列

慢性肾脏病饮食营养黄金法则

刘燕萍　陈　伟　编著

U0350110

金盾出版社

内 容 提 要

本书详细介绍了慢性肾脏病患者的营养治疗黄金九法则、营养误区九则、食物选择九则，并推荐九日食谱（包括食物内容、食谱举例、菜肴制作、食谱解读、推荐理由、注意事项）。其内容通俗易懂，科学实用，适合慢性肾脏病患者及家属阅读参考。

图书在版编目（CIP）数据

慢性肾脏病饮食营养黄金法则/刘燕萍，陈伟编著．--北京：金盾出版社，2012.5
（健康9元书系列/王陇德总主编）
ISBN 978-7-5082-7598-7

Ⅰ.①慢…　Ⅱ.①刘…②陈…　Ⅲ.①慢性病—肾疾病—食物疗法　Ⅳ.①R247.1

中国版本图书馆 CIP 数据核字（2012）第 081785 号

金盾出版社出版、总发行

北京太平路 5 号（地铁万寿路站往南）
邮政编码：100036　电话：68214039　83219215
传真：68276683　网址：www.jdcbs.cn
封面印刷：北京蓝迪彩色印务有限公司
正文印刷：北京万友印刷有限公司
装订：北京万友印刷有限公司
各地新华书店经销

开本：787×930 1/32　印张：3.5　字数：59 千字
2012 年 5 月第 1 版第 1 次印刷
印数：1～50 000 册　定价：9.00 元

（凡购买金盾出版社的图书，如有缺页、
倒页、脱页者，本社发行部负责调换）

编委会

序

随着经济的发展,时代的进步,医疗卫生水平的提高,我国疾病谱发生了很大变化,预防为主的观念也在变化。过去讲预防为主,主要是预防传染病,因为传染病是当时居民的主要死亡因素。近些年来,虽然传染病得到有效控制,可是脑卒中、冠心病、高血压、糖尿病等慢性病却成为影响居民健康的主要因素。2008 年公布的"我国居民第三次死因抽样调查结果"显示,脑血管病已成为我国国民第一位的死亡原因,死亡率是欧美国家的 4~5 倍、日本的 3.5 倍,甚至高于泰国、印度等发展中国家。《中国心血管病报告 2010》显示,目前全国有高血压患者 2 亿人,成为严重威胁我国人民健康的主要疾病。然而,我国人群高血压的知晓率、治疗率和控制率仅分别为 30.2%、24.7%和 6.1%,仍处于较低水平。高血压不仅是一个独立的疾病,也是脑卒中、冠心病、肾衰竭和眼底病变的主要危险因素。高血压患者还常常伴有糖尿病等慢性疾患。

当前,造成我国国民慢性疾病上升的主要原因有:

不健康的生活方式:除了平均寿命延长以外,另一个主要原因就是长期不健康的生活方式。不健康的生活方式助长了慢性病的高发和威胁。很多人长期大鱼大肉,摄入过多的热能,加之不良的生活习惯,如过量饮酒、吸烟、身体活动不足,导致肥胖、血管硬化等。这些都是慢性疾病的主要危险因素。

健康素养水平较低:人民的健康知识并未随着生活水平的提高而增多。中国健康教育中心(卫生部新闻宣传中心)公布的我国首次居民健康素养调查结果显示,我国居民具备健康素养的总体水平为6.48%,即每100人中仅有不到7人具备健康素养。本次调查就科学健康观、传染病预防、慢性病预防、安全与急救、基本医疗5类健康问题相关素养现状进行了分析。结果表明,慢性病预防素养水平最低,仅为4.66%。

养生保健中的误区:由于健康知识的不足,人们在养生保健中的误区也十分常见,如蛋黄里含有大量的胆固醇,血脂高的人群不能吃蛋黄;水果是零食,可吃可不吃;爬山是中老年人最好的锻炼;闻鸡起舞,中老年人晨练好处多等。这些误区不仅起不到保健的作用,而且可能造成对健康的损害。

由此可见,改变人们不科学的生活方式,提高群众的健康知识水平显得尤其重要。金盾出版社邀我组织编写一套防病治病和养生保健类的科普图书。《健康9元书系列》正是秉承了这一使命,将深奥的医学科学知识转化为通俗易懂的老百姓的语言,将科学的健康知识呈现给大家,正确指导群众的保健行为。《健康9元书系列》共50种,编写此套系列丛书的50余位作者中,既有胡大一、洪昭光、向红丁等一批全国知名的大专家,也有活跃在基层医院临床第一线的中青年专家。他们都拥有扎实的医学理论基础和丰富的临床经验。更为难能可贵的是，他们除了做好自己的医疗、教学和科研工作以外，都热衷于健康科普宣传工作，花费了大量的业余时间编写这套系列丛书。这套系列书从常见病的防治到科学的养生保健方法，从慢性疾病的营养配餐到心理保健，涉及面广，实用性强，让读者看得懂，学得会，用得上。希望通过《健康9元书系列》的出版，为我国民众的健康知识教育和健康水平的提高贡献一份力量。

中华预防医学会会长
中国工程院院士

2012 年 4 月于北京

前　言

慢性肾脏病的肾脏功能损害由轻到重，持续进展，直到完全衰竭为止，一般是不可以恢复的。有许多原因都可以使肾单位受到无法修复的破坏，如慢性肾小球肾炎、慢性肾盂肾炎、糖尿病肾病、高血压等。幸运的是肾脏具有很大的工作潜力，即使有1/3的肾单位受损，剩余的2/3仍能够轻松承担全部的清理任务。但是，如果受损比例超过50％，剩余的肾单位会因为过度工作而受损，引起不可逆转的恶性循环，直到肾脏完全失去功能。

有资料显示，目前世界上患慢性肾脏病的人数已超过5亿，有100多万人靠透析生存，并以平均每年8％的幅度增长。面对日益增多的慢性肾脏病患者，虽然肾脏替代治疗手段的迅速发展可延长终末期肾衰竭患者生存期，但并发症（如心脑血管并发症、肾性骨病、营养不良、贫血等）问题却日益突出，成为影响患者生存期的主要因素。其中，营养不良与慢性肾脏病患者生存率密切相关，而通过合理的饮食营养治疗，可改善患者营养状况，改善代谢紊乱，延缓慢性肾脏病进展，提高生存率，使患者长期获益。

饮食营养治疗是指在医生和营养师的指导下，根据慢性肾脏病患者的特点，合理地减少一些物质的摄入就可以较少产生新陈代谢的垃圾，减轻肾脏的工作压力。这样,残余肾单位的超负荷状态就会缓解,损毁速度自然就慢了。而且,较少的代谢垃圾也能明显缓解慢性肾脏病症状与发展。肌酐、尿酸、尿素氮这些含氮的代谢垃圾基本上是由蛋白质分解产生的,因此慢性肾脏病患者的饮食控制首先是限制蛋白质摄入。研究表明,慢性肾脏病患者采用低蛋白饮食后,肾功能下降的速度显著变慢。

烹调对于慢性肾脏病患者及其家属来说,是一项繁重的责任与负担,因为是否能够正确摄取食物将直接影响病情的进展,正常人所享受的"吃",在他们身上成为"艰难的选择"。不知道能吃什么,不能吃什么,能吃多少……

针对这些忍受着疾病痛苦的患者,作者尝试着从他们的角度出发,尽可能将食物大众化、烹调简单化,同时符合医生对疾病的要求,让膳食中的能量充足,蛋白质既能满足身体需要又不会过度增加肾脏的负担,而达到增强体质,保护肾脏的作用。午餐、晚餐充分考虑到荤素搭配,营养平衡,而且烹调方式都是按照实际操作流程进行设计,务求用最短的时间做出最营养的佳肴。在一些菜肴中还加入了适合肾脏病患者食用的理由及烹饪的小技巧。除此之外,尽可能根据自己的工作经验将慢性肾脏病营养治疗中需要注意的内容进行简单描述,并将常见食物的蛋白质含量罗列在书中,供使用者参考。

刘燕萍

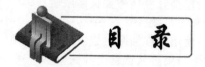

目　录

一、慢性肾脏病营养治疗黄金九法则

二、慢性肾脏病营养误区九则

一、慢性肾脏病营养治疗黄金九法则

黄金法则一：低蛋白饮食

蛋白质就是生命，蛋白质与各种形式的生命活动紧密相联着，几乎所有的生物体都是以蛋白质为基料来构造组织和细胞的。蛋白质是氨基酸的聚合体，组成人体的蛋白质主要由 20 种氨基酸构成，广泛存在于食物链的各级生物体——花鸟鱼虫、五谷畜禽，人类通过摄食来补充身体所需的蛋白质。

20 种氨基酸当中，有 12 种是人体能够通过自身转化和合成来获得的，还有 8 种是必须由外界摄入的，称为必需氨基酸。每种食物蛋白质含各种氨基酸的比例不同，各种氨基酸的比例，特别是必需氨基酸的比例，与人体越接近，被人体利用的比例越高；反之，则会未经利用而从尿中排出。

（1）蛋白质代谢：蛋白质以氨基酸的形式在食物链的各个环节间流动着。外源性的蛋白质在胃肠道内经过消化以氨基酸的形式吸收进入血液，随血液流经身体各处，被组织利用合成肌肉、酶、血浆蛋白、激素等含氮物质，同时体内因为细胞凋亡、物质代谢会分解一些尿素、肌酐等含氮代谢产物，随同血液流经肾脏，滤过到尿液中排出体外。摄入的蛋白质增加会造成含氮代谢废物的产生增加，肾脏的工作负荷便加大了,鉴于食物蛋白质与肾脏的这种代谢关联,人们通常认为肾脏病患者摄入过多的蛋白质是不合适的。不过,蛋白质的质量与数量一样应该受到肾脏病患者的重视。

(2)蛋白质需要量:蛋白质既然能够为人体提供各种氨基酸,那么到底摄入多少较为合适呢?科学家是如何确定蛋白质的摄入量的呢?他们是通过衡量每天从尿中、大便中、皮肤脱屑、头发等各种途径排泄的氮质数量来确定摄入的合适量的。因为,对于一个成年人来说,摄入蛋白质与排出蛋白质的量应该是相等的;而对于儿童来说,因为要满足身体生长发育的需要,摄入蛋白质应该适当高于排出的蛋白质。综合这些因素,健康人每日对蛋白质的需要为:婴儿,4克/千克体重;1~6岁,3~3.5克/千克体重;7~12岁,2~2.5克/千克体重;13~17岁1.5~1.8克/千克体重;成年男性,1.2~1.8克/千克体重;成年女性,1.2~1.8克/千克体重;4~6月孕妇,>1.5克/千克体重;7~9月孕妇,>2.5克/千克体重;乳母,>2.5克/千克体重;老年人,0.8~1.2克/千克体重。

(3)慢性肾脏病患者的氨基酸解说:营养学上还常以蛋白质占总能量的比例(%En)来表示其需要量,一般为10~12%En。

肾脏功能正常的人,食物中的蛋白质一部分会被机体消化吸收,还有一部分经过代谢产生含氮的废物(如尿素等),经肾脏排出体外。

患慢性肾脏病时,有多种原因造成的肾脏功能损伤而出现一系列临床综合征。一旦发病,肾脏功能的损害往往会由轻到重,持续发展,直到肾脏功能完全衰竭。但是,早期发现和治疗能够阻止慢性肾脏病恶化的进程。

患有慢性肾脏病时,肾脏排泄代谢废物的能力大大减退,于是蛋白质分解代谢的废物会蓄积在血液中,成为尿毒症毒素。低蛋白饮食可以减少这些代谢毒物的生成和蓄积。所以,低蛋白饮食是慢性肾脏病非透析治疗的重要手段。

慢性肾脏病的发生发展是一个肾脏功能逐步损坏的过程,患病早期肾功能可以代偿(代偿:当某个器官发生病变时,由该器官的健全部分或其他器官来代替补偿它的功能);如果治疗不当,逐步会发展到肾功能无法代偿,即失代偿。早期治疗对该疾病的发展过程非常重要。现在大家普遍公认的一个观点是,只要肾功能受损到一定程度,如肾小球滤过率(GFR)<60 毫升/分钟,或糖尿病肾病一旦出现蛋白尿,就应该开始采用低蛋白饮食,同时补充复方α-酮酸。

长期进行限制蛋白质的饮食治疗时,经常会处于一种矛盾当中,即一方面因疾病治疗需要而严格控制蛋白质摄入,另一方面又会面临营养不良的危险。蛋白质限制越严格,人体所必需的氨基酸缺乏就越厉害,尤其当蛋白质摄入低于每日 0.5 克/千克体重时。这就需要每日适当补充一些必需氨基酸制剂,既能防止营养的缺乏,又保证低蛋白饮食的顺利实施。

临床上应用的一种口服 α-酮酸/必需氨基酸制剂，是将几种 α-酮酸与几种必需氨基酸相混合配方而成。α-酮酸在化学结构上类似氨基酸，但是不含有 α-氨基，在体内结合一部分氨基可以变成相应的氨基酸。在此转变过程中，酮酸清除掉部分蛋白质代谢后的"垃圾"，从而能够更好地减轻肾脏的负担。α-酮酸/必需氨基酸制剂（开同）的应用是肾病营养治疗领域的一大进展。

α-酮异亮氨酸（钙盐）转换成异亮氨酸必需氨基酸。

α-酮亮氨酸（钙盐）转换成体内转化为亮氨酸必需氨基酸。

α-酮苯丙氨酸（钙盐）转换成蛋氨酸必需氨基酸。

α-酮缬氨酸（钙盐）转换成缬氨酸必需氨基酸。

α-羟蛋氨酸（钙盐）转换成蛋氨酸必需氨基酸。

L-赖氨酸、L-苏氨酸、L-色氨酸转换成另外三种必需氨基酸。

L-组氨酸、L-酪氨酸、转换成肾脏病患者所需的两种条件必需氨基酸。

①应用 α-酮酸/必需氨基酸制剂的优点

☆其本身含氮少，能与氨结合生成必需氨基酸和非必需氨基酸，增加尿素的再利用，为合成组织蛋白质提供原料，比单用必需氨基酸制剂效果更显著。

☆其中含有钙，故有助于纠正钙磷代谢紊乱，减轻肾脏病患者合并的甲状旁腺功能亢进。

②复方 α-酮酸的缺点。价格昂贵。一般情况下使

用的剂量为 600 毫克×10 片,价格为每日 38 元。

③应用复方 α-酮酸的过程中应注意问题

☆严格限制食物中的蛋白质,不超过每日 30 克(每日 0.5 克/千克体重)。

☆胰岛素缺乏的患者(糖尿病)因为缺乏胰岛素对 α-酮酸代谢的正向调节作用,效能较差,故需补充足量的胰岛素。

☆给予充足的热量能提高 α-酮酸的转化率。

☆注意防止出现脱水、电解质紊乱、微量元素缺乏和高钙血症等情况。

黄金法则二:进食优质蛋白,少吃粗粮、杂豆

蛋白质的优劣是根据蛋白质的组成成分中氨基酸的种类和含量而决定的。一般而言,满足三个条件的蛋白质,就属于优质蛋白质:容易被人体消化、吸收;被人体吸收后利用程度高;所含必需氨基酸丰富,种类齐全,比例适当。

与优质蛋白质相对的是劣质蛋白质的概念。一些来自植物的蛋白质所含必需氨基酸种类不齐全,比例也不合适,有的很高,而有些过低,使得各种氨基酸在体内利用时受含量较低的限制,整体利用率很低。这样的蛋白质称为劣质蛋白质,如谷类、杂豆类、粗粮中的蛋白质。

很多动物蛋白质,如鱼肉、鸡肉、牛奶、鸡蛋等,都属于优质蛋白。植物蛋白不属于优质蛋白,但是大豆蛋白却是优质蛋白(图 1)。

根据《中国居民膳食指南 2007》,大豆是指黄

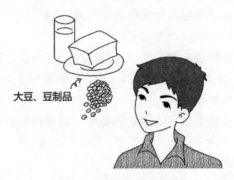

大豆、豆制品

图1　大豆属于优质蛋白

豆、黑豆和青豆,而绿豆、红豆、豌豆、蚕豆、芸豆等杂
豆类并不包括在内。这是因为杂豆类与大豆类在主
要成分和营养价值方面都有很大差别。绿豆等杂豆
类的营养特点更接近粮食(如小麦)而与大豆(如黄
豆)相差较大。

以绿豆为代表的杂豆类含有大量的淀粉(55%
以上)和很少的脂肪(1%左右),而大豆含淀粉极少,
脂肪的含量却较多(16%),两者的差别非常明显。
大豆中富含低聚糖、大豆异黄酮、磷脂等植物化学物
质,而这些成分在杂豆类中的含量极少。杂豆中的
蛋白质不仅含量比大豆低很多,而且氨基酸构成比
大豆也逊色许多,不属于优质蛋白。

一直以来,人们错误地把绿豆、红豆、豌豆、蚕
豆、芸豆等杂豆等同于大豆,笼统地称为豆制品,甚
至很多专业人员也没有认识到大豆和杂豆的重要区

别,在很大程度上埋没了大豆的重要价值。

为了更好地推荐大豆及其制品,使饮食结构更为合理,《中国居民膳食指南 2007》把杂豆及其制品作为粮食类来推荐,而不是作为豆制品来推荐,这是一大进步。正如时任中国营养学会理事长的葛可佑教授在 2008 年 1 月 15 日国家卫生部举行的新膳食指南发布会上指出的那样,"杂豆和大豆是有区别的……为了充分获得大豆对中国人民的健康效益,这次我们特别把大豆强调出来,把杂豆归到杂粮里面去,大家不要以为只吃豆就行了,吃绿豆、红豆可能起不到那么好的作用,多吃大豆比较有保证"。

必须说明的是,我们之所以比较大豆(黄豆)和绿豆的不同之处,并建议把杂豆类和大豆类区别对待,是为了强调大豆制品的不可代替性,而不是要贬低绿豆(或其他杂豆)。实际上,绿豆(或其他杂豆)的营养价值也是非常好的,其蛋白质不论含量还是质量都要明显高于粮食,可以与粮食蛋白质互补(即两者一起食用时,其氨基酸构成可取长补短);其钙含量也普遍超过粮食类。绿豆(或其他杂豆)虽然不含大豆异黄酮,但含有其他黄酮类物质,也具有保健作用,如绿豆煮水可以解暑、解毒,其表皮中的多酚类物质具有强大的抗氧化作用。大豆、杂豆各有千秋,我们在此将它们细致区分,是为了更好地突出大豆的优点,让人们充分认识其营养价值。

黄金法则三:限制食物中的无机盐

无机盐就是无机化合物中的盐类,也可以叫矿物质。人体内的无机盐有 60 多种,如钾、钠、钙、铁、锌、铜、磷、硫、碘等,但含量很少,总量约为成年人体重的 4%。

在营养学上,将参与正常生理活动,维持生命或构成人体组织的元素称为必需元素。人体必需元素已经知道的约有 20 多种,其中有 11 种在人体内含量较多,也叫常量元素,包括人们熟知的碳、氢、氧、钙、氮、磷、钾、钠、镁、氯、硫等。还有一些含量极少,不到体重的万分之一,这些元素成为微量元素。微量元素有几十种,目前已确认的人体必需的微量元素有 14 种,包括氟、碘、铁、铜、锌、锰、钴、铬、锡、钼、硅、矾、镍、硒等。微量元素对人体非常重要,被称为生命活动的添加剂。如果缺乏,常会导致多种疾病。

(1)无机盐的作用

①构成机体组织,如钙、磷、镁是骨骼和牙齿的重要成分,磷、硫是构成组织蛋白的成分。

②无机盐与蛋白质协同、维持组织细胞的渗透压。

③酸性、碱性无机离子的适当配合,加上重碳酸盐和蛋白质的缓冲作用,维持着体液的酸碱平衡。

④各种无机离子,特别是保持一定比例的钾、钠、钙、镁等离子是维持神经肌肉兴奋和细胞膜通透性的必要条件。

⑤无机元素是机体某些具有特殊生理功能的重要物质成分,如血红蛋白和细胞色素酶系中的铁,甲状腺激素中的碘和谷胱甘肽过氧化物酶中的硒。

⑥无机离子是很多酶系的激活剂或组成成分,

如盐酸对胃蛋白酶元、氯离子对唾液淀粉酶等。

（2）身体所需无机盐的来源

①钙。乳类和乳制品是钙的良好来源，而且比植物性来源的钙吸收率要高。

②磷。广泛存在于动物性食品中，而且吸收率较高。

③镁。主要来源是坚果、豆类植物、粗谷类、海产品、巧克力、可可等。

④钾。最丰富的来源是新鲜食物，尤其是绝大部分的蔬菜和水果。

⑤钠。食盐、味精、酱油、酱等各种调味品和经过加工的食物中均含有丰富的钠。

⑥铁。存在于家禽、鱼、贝壳类动物、蛋、豆类和干果中。维生素 C 克促进铁的吸收。

⑦锌。主要来源于肉类、贝类和家禽类，豆类和谷类的锌含量也很丰富，但不如肉类中的锌容易吸收。

⑧硒。广泛存在于肉类及生长于富硒土壤上的蔬菜和水果。

我们都知道肾脏是人体重要器官之一，它的主要功能是生成尿液，同时可以排出人体代谢产物和毒素，回收保留有用的物质；调节水、无机盐代谢，维持人体水、电解质平衡和酸碱平衡。当肾脏患病时，这些功能发生障碍会导致电解质代谢紊乱、酸中毒等。随着肾小球滤过率降低，尿磷排泄量减少，引起高磷血症。由于血清中磷的升高，一方面使无机盐在各器官（包括肾脏）沉积，出现该组织硬化；另一方面,血钙浓度的改变又会刺激内分泌系统的病变,进一步会累及骨骼、心血管及造血系统等。所以,慢性肾脏病与无机盐的关系非常密切。

(3)慢性肾脏病患者要限制无机盐饮食:钠盐摄入过多会加重慢性肾脏病肾功能的恶化速度。摄入适当钠盐的目的是满足心、肾功能的需要。患者应根据病情、尿量和水肿情况,给予低盐、无盐或低钠饮食(食盐的主要成分是氯化钠)。

①低盐饮食。指全日供钠 2 克以下,烹调时加入 3 克以下的食盐,凡含盐多的食物,如咸菜、泡菜、咸蛋、松花蛋、腌肉、海产品等均应避免食用。

②无盐饮食。指全日供钠 1 克以下,烹调时不加食盐和酱油,上述含盐多的食物更应避免使用。

③低钠饮食。指全日供给量控制在 500 毫克以下,除不加食盐和酱油外,还要少吃含钠高的食物,如发酵粉和碱制作的面食。凡 100 克蔬菜中含钠 100 毫克以上则应慎用。少尿及无尿期水肿明显或高血压严重,应给予低钠饮食。

(4)少尿时应限制钠盐和钾盐的摄入量:可将水果、肉类、及蔬菜经过烹调后倒去汤汁,以减少钾盐的摄入。大多数慢性肾脏病患者在不出现高血钾时不需严格限制钾的摄入,高血钾患者可通过避免进食高钾食物等措施降低血钾浓度。

(5)慢性肾脏病患者应注意尽量少摄入镁:减少使用含镁药物(如硫酸镁),避免食用高镁食物,合理的摄入量能减缓病情的发展,减少并发症的发生。

(6)限制高磷食物的摄入:慢性肾脏病患者由于

肾功能损伤,引起血磷水平升高,继而发生低血钙。血磷升高与肾脏疾病的进展、继发性甲状旁腺功能亢进、肾性骨病等关系密切。肾脏对磷的排泄发生障碍时,磷开始在体内蓄积,导致血磷持续升高,直接刺激甲状旁腺分泌甲状旁腺激素,导致血钙降低。因此,慢性肾脏病患者要限制高磷食物的摄入。控制蛋白质的摄入有助于减轻高磷血症,因为磷的摄入量与饮食中蛋白质含量密切相关。但严格限制磷的摄入在日常生活中难以做到,故应在早期给予碳酸钙或维生素D治疗。

磷是含量排第六位的人体元素,从某种意义上讲对机体极为重要。磷是所有细胞中的核酸组成部分,是细胞膜的必要构成物质,三磷腺苷是细胞能量代谢的重要递质。人类很少发生磷缺乏,因为食物中磷的含量实在是太丰富了,无论动物性食物还是植物性食物只要有细胞结构就都含有非常丰富的磷。磷在食物中分布很广,瘦肉、蛋、奶、动物的肝肾含量都很高,海带、紫菜、干豆类、坚果、粗粮含磷也很丰富。粮谷中的磷为植酸磷,吸收利用率低。

(7)治疗慢性肾脏病的常用药物:复方 α-酮酸在纠正钙磷代谢紊乱方面具有独特的作用,因为复方 α-酮酸中含有钙盐(每片50毫克),按照常规推荐用量(每日3次,每次4~8片计算),每日可补充600毫克左右的钙,从而有效缓解慢性肾脏病患者普遍存在的高磷低钙状态,继而降低血液中的甲状旁腺激素水平,纠正继发性甲状旁腺功能亢进,预防肾性骨病的发生。

慢性肾脏病患者无机盐的摄入量应该根据血中无机盐的水平和临床症状如高血压、水肿来决定。

黄金法则四：适量控制水的摄入

水是机体中含量最大的组成成分，占体重的65%左右，是维持人体正常生理活动的重要物质。人体体液是由水、电解质、低分子化合物和蛋白质组成，广泛分布于细胞内外，构成人体的内环境。水在人体内主要分布于细胞内和细胞外，在细胞内的叫细胞内液，占总体水量的2/3；在细胞外的叫细胞外液，占总体水量的1/3。

（1）水的作用：水是人体内六大营养素之一，是体液的主要成分，在体内起着极为重要的生理作用。

①水可以维持体液的正常渗透压。细胞之所以能维持紧张状态及物质的正常出入，都与细胞内外液体的渗透压有密切关系。体液的主要成分是水，水中溶解了多种电解质，从而使体液达到酸碱平衡。若一个人因腹泻或呕吐失水较多时，就会出现体内水与电解质紊乱，以致因脱水而造成酸中毒。

②水是体内各种营养物质的载体。各种营养成分的运输都是通过水来实现的，所以水可以促进食物的消化吸收。而且，大家知道食物消化离不开酶，它存在于各种消化液中。人体内所分泌消化液离不开水，否则消化腺则无法分泌消化液，食物的消化吸收也就不能实现。

③水能吸收较多的热量，以维持体温不至于发生明显波动。人体通过体液交换和血液循环，将体

内代谢过程中所产生的热量送到体表散发。水从液态变成气态需要大量的热,因而少量的汗液可带走大量的热量,有效地维持正常温度。

④水是体内摩擦的润滑剂。水的黏度小,可使摩擦面润滑,减少损害。体内的各关节、韧带、肌肉、呼吸道、体腔、器官都能分泌各种润滑液,如泪液、唾液、关节囊液、浆膜腔液等都是水溶液。即使是吞咽食物,如果没有水的参与,也不能完成。

在一般的能量消耗和环境中,成人每消耗1千卡的能量,需水量1毫升,而全天需水量在2 000～2 500毫升。水的主要来源是饮用水、固态食物所含的水和体内氧化反应产生的水。内生水大约300毫升,每天从固态食物中摄取的水大约1 000毫升,其余的水分需要从饮用水、饮料、汤、奶等食物中摄入。

(2)慢性肾脏病患者要掌握水的摄入

①应根据水肿的程度及尿量决定水的摄入量。轻度水肿患者适当降低饮水量即可;少尿及水肿严重者进食无盐饮食,还应控制水量,每日总入水量一般为前一日尿量＋不显性失水量－内生水量。不显性失水为经肺与皮肤丢失的水,每日700～1 000毫升;内生水为食物进入体内在代谢过程中所产生的水,每日300～400毫升。

②肾衰竭非透析患者饮水量尽量本着量入为出这一原则。一方面,慢性肾功能不全患者体内水分过多会导致呼吸急促、高血压、充血性心脏衰竭及肺水肿,患者要在医生的指导下进行液体的补充,防止水摄入过多,排除障碍而加重水肿;另一方面,慢性

肾功能不全时,肾脏的尿液浓缩能力减退,尿量倍增,每天可达 3 000 毫升左右,此时如果水的入量不足又可发生脱水。必须强调的是,机体水电解质代谢变化较快,处理必须及时和个体化。如果明显水潴留,经饮食控制无效时,可使用利尿药以增加尿钠和水的排泄。

③对于肾衰竭透析患者,由于维持血液透析患者多无尿或少尿,所以需要制订特别的有关水摄入量的处方,防止透析间期体重过度增长、低钠血症和水负荷过重。一般认为维持血液透析患者每日入水量不应超过 1 000 毫升。

(3)如何记录肾病患者的水分出入量:肾脏病患者经常需要记录 24 小时出入量,有时是为病情监测,有时是为配合尿液检查。所谓 24 小时出入量就是将患者一天内摄入的所有液体和排出的所有液体量记录下来,以便观察液体出入是否平衡(图 2)。

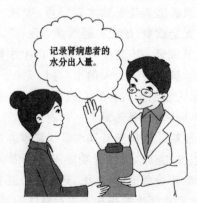

图 2　记录水分出入量

①入液量。饮食中的液体成分,服用的液体药物,静脉输液。

②排出液。尿液,呕吐液,大便,呼吸道入体表分泌物。

黄金法则五:尽量吃饱

能量是物理学的概念,机器运转需要的能量来自于电力或燃油;人体维持体温和一切生命活动所需的能量来自于食物在体内缓慢氧化释放的化学能。不要小看食物中蕴含的化学能,如果我说用一个汉堡包的能量足以烧开一壶冰水,您相信吗?

我们不妨来计算一下:一个牛肉汉堡包所含牛肉 50 克,能量 150 千卡;面粉 30 克,能量 100 千卡;黄油 8 克,能量 72 千卡;番茄酱及蔬菜不计。能量合计 322 千卡。

1 千卡=1 千克水温度升高 1℃所需能量,那么 322 千卡的能量就相当于将 3.22 千克的水由 0℃烧开(100℃),3.22 千克的水相当于将近两保温瓶呀!

如此算来,一个普通大小的汉堡包简直就相当于一个小炸弹!

食物中既然蕴含着如此丰富的能量,那么人体到底需要多少能量?人体摄入那么多的能量做什么用呢?

(1)决定能量消耗的因素:食物中的能量由口腔咀嚼、吞咽,经食管进入胃肠,在胃肠中含能量的营养素消化、溶解为小分子物质后吸收入血,在身体各处的组织细胞内转化为生物化学能量,被肌肉舒缩、保持体温、激素分泌、血液循环、呼吸、神经活动等各种形式的生命活动所消耗。决定能量消耗的因素主要包括基础代谢、劳动消耗食物的特殊动力作用,儿童生长发育、孕妇、乳母的特殊生理需要。

(2)正确估计人体能量需要:正确估计一个人每天对能量的需要是很有用处的,因为如果不顾需要,盲目摄入过多的能量会导致肥胖、糖尿病、高脂血症等能量营养过剩的状况;同时因为能量代谢和转化的过程需要消耗相关的维生素,长期摄入过多的能量也有可能导致这些微量营养素缺乏。而如果因为食物不足,或是过分节制能量,能量的摄入不能满足身体的需要,更会造成消瘦、免疫力差、贫血、乏力、应激能力低下等能量营养不良的情况。

如何估计一个人对能量的需要呢? 年龄、性别、身高、体重、活动强度、是否合并特殊生理状况等,都影响着个体的能量消耗。一般而言,男性比同样身高、体重、年龄的正常女性所需能量要高,随身材和体重增加对能量的需要也会越高;年龄则相反,老年后能量需要比年轻时下降。通常中等体力劳动强度下,正常人每日的能量需要以每千克体重计为35～40千卡。怀孕的中晚期(孕 4～9 月)每日应增加 200～300 千卡的能量,乳母每日需要额外增加 600 千卡的能量。

食物中的能量是以营养素的形式存在的,蛋白质、脂肪、碳水化合物、维生素、矿物质、微量元素、膳食纤维和水这七大类营养素中的前三种属于产能营养素。三种能量营养素的产热比(又叫生理有效热能,即单位重量在身体中产生的能量值)为:蛋白质4千卡/克,碳水化合物4千卡/克,脂肪9千卡/克。

脂肪是能量密度最大的一种营养素,所以含脂肪多的食物含能量就多。碳水化合物应作为主要的能量来源,中国营养膳食指南中首句"食物多样,谷类为主",就是指应将碳水化合物丰富的谷类食物作为能量的主要来源。蛋白质虽能在体内转化为能量,但是它有着更重要的生理作用,作为能量来消耗掉是非常不经济的,所以应该注意在摄入蛋白质食物的同时补充一些含脂肪和碳水化合物的食品,来减少蛋白质的燃烧。

总的来说,含能量丰富的食物有谷类、坚果、油、肉类、点心、糖果、巧克力等。因此,足够的能量摄入是必需的。

(3)防止肾脏病患者出现蛋白质-能量营养不良:肾脏病患者维持生理功能所需的能量在数量上与常人无异,但是肾脏病患者一方面受病情本身和用药的影响常常胃口不佳、消化和吸收的能力都下降,使得进食量不足;另外,很多时候需要限制此种或彼种营养素,今天不能多吃盐,明天需要低钾,也许还应该低蛋白,患者不知道怎样适当地选择食物,日常饮食变得过于谨慎,导致能量摄入不足。更有一些患者认为摄入少了,有助于减轻肾脏的负担,甚至一味吃素,因此蛋白质-能量营养不良是最突出的问题。出现以下情况要考虑蛋白质-能量营养不良。

①消瘦或近期体重下降,脂肪储存减少。慢性肾衰竭患者肱三头肌、肩胛下角皮褶厚度等可低于

正常,虽然有些患者的体重不低,但不能很好地反映患者的营养状况,因为肾脏疾病时机体的水盐代谢状况不稳定,水肿能掩盖低体重。

②发生低蛋白血症,各种血清蛋白质浓度降低,如血清白蛋白、前白蛋白和转铁蛋白、血红蛋白(此时要咨询医生)。

③易感冒,免疫力低下,皮肤迟发过敏反应降低,血淋巴细胞计数降低。

④体力下降,双手握力下降,感觉肌肉酸软乏力。

因此,肾脏病患者要吃饱,不能挨饿(图3)。肾脏病患者饥饿的时候,身体的各项生理活动和必要

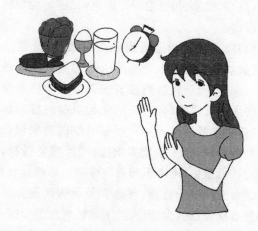

图3 肾脏病患者要吃饱

的体力活动仍在继续着,必然在不断消耗着能量,所

需的能量不能来自外源性食物就只有靠自身分解，最初是分解储存在肝脏和肌肉当中的糖原，糖原消耗殆尽之后转而消耗内脏和组织液中的功能蛋白质，此时就会产生很多内源性的蛋白质代谢产物，这部分东西全部要通过肾脏排出体外，无形中增加了肾脏的负担；蛋白质消耗到一定程度才开始脂肪的消耗，脂肪氧化放能时会产生很多的酮体，这会增加身体的酸度，也是损伤肾脏的因素。同时，慢性肾衰竭患者的血糖调节机制是很脆弱，往往比正常人更容易发生低血糖。所以，肾脏病患者应该远离饥饿，保持良好的能量营养状况。

(4)慢性肾衰竭患者厌食的原因：慢性肾衰竭到一定的程度后，患者会受到厌食的困扰，非常影响饮食质量和营养摄取，是令患者病情加重的因素。

①尿毒症毒素淤积在体内，使患者口有异味而食无甘味。

②尿毒症时，从口腔到整个肠道的黏膜受尿毒症毒素的刺激出现出血、炎症、水肿、痉挛，影响对食物的摄取和消化。

③肾性贫血抑制患者的食欲和消化吸收的能力。

④水、电解质、酸碱平衡紊乱使患者厌食。

⑤治疗饮食的食物品种、烹调方法均需严格受限，使患者对进食的兴趣不大。

(5)纠正厌食方法

①慢性肾衰竭患者的厌食往往是长期存在的，需要积极的应对。

②变换食物品种和加工方法,改善食物的口味,如低盐饮食多采用糖醋方法,而低蛋白饮食中注意荤素搭配的合理性,避免单调。

③各种肠内营养制剂都可选择,特别是那些肾脏病配方的营养素。

甜食常常被现代人视为洪水猛兽,因为含有很高的能量,而且能量来自最容易消化吸收的单糖,甜食被当然地与肥胖、糖尿病、高脂血症等现代病联系在了一起。不过,对于肾功能不全的患者而言,适当增加单糖用于加餐,有助于补充限制蛋白质饮食的能量不足。不仅如此,甜食的益处还在于其对胰岛素分泌的刺激作用,胰岛素能够促进 α-酮酸结合尿素氮的作用。所以,甜食不是慢性肾衰竭患者的饮食禁忌,而应充分利用甜食的优点,丰富患者的饮食,只是要将它纳入全日的饮食计划,替代碳水化合物的份额。但是,糖耐量低减、糖尿病的患者不宜选择甜食。

④为厌食的慢性肾衰竭患者推荐一些小点心,作为正餐之外的补充。

☆栗子粥

用料:栗子 50 克,粳米 25 克,白糖适量。

制作:将粳米及栗子仁洗净,加水煮成粥,调入白糖即可。

营养特点:含蛋白少(仅为 2 克),而能量较高。

☆果汁藕粉羹

用料:苹果汁(或橙汁)50 毫升,藕粉 25 克,白糖适量。

制作:熬制好藕粉后与果汁混匀,加白糖食用。

营养特点:酸甜可口,能补充一定的能量。

☆奶油西瓜露

用料:西瓜瓤 500 克,奶油(或炼乳)5 克。

制作:西瓜瓤切小丁,用奶油或炼乳拌匀即可。

营养特点:爽口,含一定的能量,含有较高的钾。

☆酸汤粉丝

用料:粉丝 25 克,酸菜梗 25 克,醋、葱丝、香油、植物油各适量。

制作:酸菜梗洗净、切丝。锅置旺火,加植物油,用葱丝炝锅后加酸菜丝煮汤,加入粉丝煮软,以醋和香油调味。

营养特点:开胃,含有较多能量,很少量的钠和蛋白质。

黄金法则六:低脂饮食

脂肪是人体的重要组成部分,又是含热量最高的营养物质。脂肪是由碳、氢、氧元素所组成的一种很重要的化合物,有的脂肪中还含有磷和氮元素,是机体细胞构成、转化和生长必不可少的物质。我国成年男子体内平均脂肪含量为 13.3%,女性稍高。人体脂肪含量因营养和活动量而变动很大,饥饿时由于能量消耗可使体内脂肪减少。人体所需的总能量的 30% 由脂肪提供,它所提供的热量比相同重量的蛋白质和碳水化合物多 1 倍(图 4)。

(1)分类

①根据来源不同,可将脂肪分为动物性脂肪和

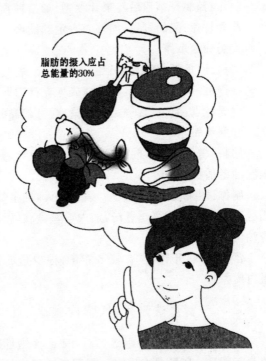

脂肪的摄入应占
总能量的30%

图4 脂肪的摄入量应占总能量的30%

植物性脂肪两大类。其中动物性脂肪又可细分为水产动物脂肪，比较容易消化；另一类是陆生动物脂肪，如猪油、鸡油等。植物性脂肪主要指的是花生油、菜子油、豆油、橄榄油等。

②根据饱和程度不同，可分为饱和脂肪酸与不饱和脂肪酸两大类。含不饱和脂肪酸较多的称为"不饱和脂肪"。原则上，动物性脂肪属于饱和脂肪，在常温下呈固体的形态；植物性脂肪属于不饱和脂

肪,主要以液体形式存在。体内的脂肪具有重要的生理作用。首先,脂肪是体内贮存能量的仓库,主要提供热量;其次,脂肪可以保护内脏,维持一定的体温;此外,还可以协助脂溶性维生素的吸收;参与机体各方面的代谢活动等。

尽管脂肪有多方面的功能和作用,但它在体内的含量是有一定限度的,如果体内脂肪存在过多则会影响机体的代谢活动,引起许多疾病。

(2)常用的检查体内脂代谢的指标

①总胆固醇。正常值为 2.9～6.0 毫摩尔/升。高胆固醇会增加患心血管疾病的风险。

②高密度脂蛋白胆固醇:正常值为 1.14～1.91 毫摩尔/升。一般来说,它是一种"好"胆固醇,对心脏有保护作用。

③低密度脂蛋白胆固醇。正常值为 1.56～5.72 毫摩尔/升。一般来说,它是一种"坏"胆固醇,是动脉硬化的重要检测指标。如过长时间升高,会引起血管的硬化,继而引起高血压、心脏病、脑血管疾病及肾衰竭等一系列病变。

④甘油三酯。正常值为 0.56～1.7 毫摩尔/升。如果长时间升高,也会增加患心血管疾病的机会。

肾脏出现病变后,体内很多物质代谢发生紊乱,其中就包括脂代谢紊乱,主要是高脂血症。膳食中的脂肪与高脂血症有一定的关系,动物实验已经证实,高胆固醇饲料喂养能引起高胆固醇血症,并能加速肾小球硬化,导致肾衰竭。高脂血症还会增加心血管疾病发生的风险性。

（3）低脂饮食治疗：针对肾脏病患者可能出现的脂肪代谢异常，预防高脂血症，减少饮食中脂肪摄入是控制高脂血症的关键。所以，慢性肾脏病高脂血症的治疗除降脂药物外，必须配合低脂饮食治疗。

影响血清总胆固醇的主要是饱和脂肪酸和膳食胆固醇，以及因膳食能量的摄入与消耗不平衡而导致的超重和肥胖。因此，膳食治疗的重要内容是降低饱和脂肪酸和胆固醇的摄入量。

对慢性肾脏病患者，脂肪的摄入应占总能量的30％，其中来自饱和脂肪酸的能量应＜10％，可适当增加不饱和脂肪酸的摄入。全天饮食中胆固醇不应超过300毫克。动物油脂（深海鱼油除外）含胆固醇及饱和脂肪酸高，含不饱和脂肪酸少，不宜多食；植物油脂（椰子油除外）适于肾脏病患者食用。

黄金法则七：个体化饮食

泌尿系结石是肾、输尿管、膀胱及尿道等部位结石的统称，是泌尿系统的常见疾病之一。泌尿系结石多数原发于肾脏和膀胱，输尿管结石往往继发于肾结石，尿道结石往往是膀胱内结石随尿流冲出时梗阻所致。尿石症的发生率男性高于女性，肾与输尿管结石多见于20～40岁的青壮年，占70％左右；膀胱和尿道结石多发生在10岁以下的儿童和50岁以上的老年患者。尿石症引起尿路梗阻和感染后，对肾功能损害较大，尤以下尿路长期梗阻及孤立肾梗阻时，对全身影响更为严重，处理上也较复杂，严重者可危及生命。在进行饮食治疗之前，应该首先明确患者尿路结石的成分,因为不同的结石处理起来很不一样,否则就会不对症。

(1)草酸钙、磷酸钙结石:草酸钙结石在中国泌尿系结石病患者中占有绝对多数,所以很多关于尿路结石防治的方法都是针对草酸钙结石来的。

①限制食物钙摄入。每天钙摄入不超过 400 毫克,仅相当于正常膳食推荐量的 40%~50%。含钙高的食物,如牛奶、豆腐、海产品等不能摄取。夜间饮奶,会增加夜尿中钙的含量,因为奶含高钙、高蛋白,增加结石形成的危险。

②限制高草酸食物。荸荠、苋菜、菠菜、青蒜、洋葱、茭白、笋类等含草酸高,而维生素 C 代谢之后能产生草酸盐,也不宜摄入过多。

③限制素食、适当进食呈酸性食品以保持尿液的酸度。素食如大部分的蔬菜、水果及牛奶都是成碱性食物,能增加尿液的碱性,而草酸钙盐在碱性的尿液中更容易沉淀下来,故应适当摄入呈酸性食物,尽可能使患者的尿液保持酸度,肉类、谷类、蛋类、乳酪等都是呈酸性食物。但是应该指出的是,这些含蛋白质较丰富的呈酸性食物会增加尿钙的排出量,而尿钙是结石形成的促进因素,所以应该限制食物蛋白质的摄入量,但求适当。呈酸性食物中有几样素食值得推荐给草酸钙结石的患者,那就是红莓、梅、李、葡萄干和谷类。

(2)尿酸盐结石:尿酸盐结石与草酸盐结石的饮食治疗很不相同,因为尿酸成酸性,在碱化尿液中易溶解不易沉淀,所以保持尿液的碱性才能有效地防止尿酸盐结石的发生,饮食上就要注意摄入那些呈碱性的食物,而同时还应减少食物中嘌呤的含量。

除了上面所讲到的不同性质尿路结石饮食治疗的区别以外,还有一些共同的原则应在饮食中加以注意。

①大量饮水可以增加结石排出,减少沉积。应保持每日饮水量达到2 000毫升以上,在夜间饮水能减少夜尿浓缩形成结石的机会。

②不用硬水烹调食物,少吃高氟食物。硬水是指含有较多量的钙离子和镁离子的水;软水是指只含有少量或不含钙离子和镁离子的水。硬水中含有较多的氟,与钙形成结石核成为尿路结石的始动因子,煮沸后可以使硬水软化,有效去氟。产自高氟区的蔬菜和瓜果、茶叶、海产品等含有较高的氟。

③摄入足够的维生素A和B族维生素。维生素A能保护泌尿道黏膜上皮,减少脱屑和形成晶核的机会,从而阻止结石生成;维生素B_6可以促使柠檬酸在尿液中与钙结合,减少草酸钙结晶的机会,可以用来预防草酸钙结石。

④有绞痛发作、泌尿系感染、梗阻少尿、接受手术治疗的患者,应根据病情和治疗手段进行饮食调整。如绞痛发作并感染时应进流食或是清淡半流食;而有梗阻少尿时应限制入量,以免加重肾盂积水,直至梗阻因素解除;接受手术取石治疗时,饮食上应做好围手术期的配合,而术后为防止复发仍应按照相应的结石控制方法来进食。那些接受冲击波碎石治疗的患者,术后1~3个月的时间都是处于排

石期,此期内尿路中会不断有小砂粒随尿液排出,所以要求患者特别注意多饮水,饮食当中适当增加猪肝、粗粮、绿叶蔬菜、胡萝卜等的摄入。

黄金法则八:适当运动和接受心理治疗

合理营养与运动是维持和促进慢性肾脏病人患者健康的重要条件。以科学合理的营养为物质基础,以运动为手段,用锻炼的消耗过程换取锻炼后的超量恢复过程,使机体积聚更多的能源物质,提高各器官系统的功能。此时获得的健康,较之单纯以营养获取的健康上升一个新的高度。因为,合理营养加体育锻炼获得健康的同时,也获得了良好的身体素质。

(1)慢性肾脏病患者须卧床休息:如果患者出现中度以上的水肿,则必须卧床休息。水肿分为轻、中、重3种。轻度水肿是指仅限于眼睑和踝部;中度水肿见于下肢;若出现全身水肿,甚至伴有胸水、腹水,则为重度水肿。如果同时伴有中重度高血压,出现头痛、头晕、呕吐,则应住院治疗。如果患者出现肉眼血尿或少尿(每日尿量在 400 毫升以下)也必须卧床休息。此外,如果患者出现肺部感染或心功能不全导致气短、咳嗽、心慌,也必须卧床休息。

(2)慢性肾脏病患者应掌握运动量:慢性肾脏病患者卧床休息并不是无限制的,长期卧床也不利于病情的改善,若症状和体征减退或消失可以适当运动。病情稳定期患者参加一些轻松的体育锻炼不仅可以的,而且也是必须的,如散步、打太极拳等。患者也可以根据自己的身体条件选择适合自己的锻炼方式,锻炼时间的长短也应根据自己的情况而定,一般以自己不觉疲劳为准。

(3)心理治疗:慢性肾脏病病程很长,很多人在长期的治疗过程中因为无效的治疗和沉重的经济负担,容易产生一些不良情绪从而放弃了治疗(图5)。

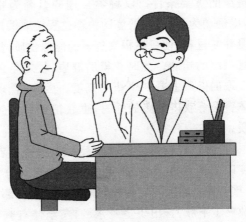

图5 加强与医生多沟通

这对疾病的治疗和康复极为不利。因此,应该进行科学的心理调理,努力克服各种有害健康的不良情绪。有些人比较悲观,性格内向,性情孤僻,悲观哀伤。有的人又会表现出易怒,性情急躁,自制力差,于是不冷静,容易激动,治疗上缺乏耐心,常常不能很好地配合医护人员的治疗。也有的人习惯按广告宣传上的要求去行动,一会儿去喝这个神茶,一会儿去练那个神功,一会儿迷上了这种保健鞋,一会儿迷上那种保健品,不听专科医生的话系统的治疗,却迷信谎言渴望疾病忽然而愈。针对不同的情况,应该采取相应的治疗方法。但都要树立坚定的战胜疾病的信心,加强与医生的沟通,认真的正确的认识肾病知识之外,还要了解自己的心理状态,随时调节自己的心理状态,以积极的心态接受合理的正规的治疗。慢性肾脏病治疗是一个长期过程,患者在积极配合医生治疗的同时,还应该从预防、饮食、运动、心理等方面提高自我保健的意识及行动,以达到最佳的效果。

从中医学角度讲,人的心与神、情态与内脏、情绪与情态之间在生理、病理上是互相影响和互相作用的。在一定的条件下,心理因素能改变生理活动,利用情绪对内脏的功能、气机的影响,通过精神因素调动机体正气与疾病作斗争,从而达到扶正以祛邪的治疗目的。因此,患者的康复除治疗外,很大程度上取决于患者本身的心理调整,患者的精神状态、抗病能力也是决定治疗成败的关键。

黄金法则九:摄入足量维生素

维生素对于人体健康非常重要,分为水溶性和脂溶性,水溶性维生素种类繁多,包括 B 族维生素(维生素 B_1、维生素 B_2、维生素 B_6、维生素 B_{12}、生物素、叶酸、烟酸等)和维生素 C,其特点是溶于水而不溶于脂肪,易因食物烹调过程中的加热和弃汤受到损失;在满足了人体生理需要后,多余的维生素从尿液排出,体内仅有少量存储,绝大多数以辅酶或辅基的形式参加各种酶系统,在中间的代谢环节发挥重要作用。脂溶性维生素主要指维生素 A、维生素 D、维生素 E、维生素 K,吸收依赖食物脂肪的存在。

(1)脂溶性维生素的作用

①维生素 A。主要功能是促进机体生长发育,维持表皮细胞的完整性,防治多种上皮肿瘤的发生;促进生殖和骨骼的发育及维持正常视觉功能。如果维生素 A 缺乏,常常引起骨质疏松。

②维生素 D。主要功能是抗佝偻病和预防骨质疏松。儿童缺乏维生素 D 易引起佝偻病,而成人缺乏维生素 D 易引起骨质疏松。

③维生素 E。主要具有抗氧化作用,与生长、发育、延缓衰老都有密切关系。

④维生素 K。主要有促进凝血的功能。

(2)水溶性维生素的作用

①维生素 C。主要功能是在体内的氧化还原作用。此外,他还参与胶原合成,促进伤口愈合,促进铁的吸收,提高人体免疫力。

②维生素 B_1。又名硫胺素,主要功能是对神经生理活动和心脏功能有调节作用,并能维持碳水化合物的代谢。

③维生素 B_2。又名核黄素,主要功能是参与物质代谢,维生素 B_2 缺乏易引起临床上常见的阴囊炎、舌炎、唇炎、口角炎、口腔溃疡、脂溢性皮炎等。

④维生素 B_6。在体内主要参与氨基酸代谢、糖原代谢和脂肪代谢等。缺乏维生素 B_6 易引起失眠、步行困难、皮肤炎症等。

⑤叶酸。它在体内被还原具有生理功能的活性四氢叶酸，通过代谢转变以合成许多重要物质，特别是脱氧核糖核酸、核糖核酸及蛋白质。叶酸和维生素 B_6 的缺乏可造成高同型半胱氨酸血症，后者是心血管疾病的独立危险因素，妊娠早期缺乏叶酸可导致胎位神经管畸形。

⑥维生素 B_{12}。又名钴胺素，参与制造骨髓红细胞，防止恶性贫血；防止大脑神经受到破坏。维生素 B_{12} 是需要一种肠道分泌物（内源因子）帮助才能被吸收的惟一的一种维生素。有的人由于肠胃异常，缺乏这种内源因子，即使膳食中来源充足也会患恶性贫血。植物性食物中基本上没有维生素 B_{12}。它在肠道内停留时间长，大约需要 3 小时（大多数水溶性维生素只需要几秒钟）才能被吸收。

人体对每种维生素的需要量不同，如维生素 C 为每日 100 毫克，维生素 B_1 为每日 1～1.5 毫克；不同的人对维生素的需要也不相同，如糖尿病患者特别需要增加 B 族维生素和维生素 C 的摄入，因为 B 族维生素在旺盛的糖原异生过程中消耗甚多，而维生素 C 可以防止糖尿病微血管病变。

人体对维生素的生理需要量极其微少，但因多数维生素在人体内无法合成或大量贮存，故需经常从食物中得到补充。

由于长期的摄入不足或消耗过多，人体可能发生维生素缺乏。维生素缺乏可以分为两个阶段，即隐性缺乏的阶段和临床缺乏的阶段，在人们对维生素的功能尚缺乏科学认知的过去，常可见到典型的维生素缺乏症,如夜盲、佝偻病、脚气病、坏血病等。
而今随着生活水平的提高和人们对营养知识的进一步掌握,典型的维生素缺乏症已经非常罕见,但是由于季节、地域或饮食习惯的关系,隐性维生素缺乏症仍广泛存在,给人们的健康带来危害。

还有,很多种疾病可能造成维生素吸收和代谢的改变,引起维生素缺乏,这类原因引起的维生素缺乏症常常是非常典型的,如萎缩性胃炎引起维生素 B_{12} 缺乏,肾脏疾病造成活性维生素 D 缺乏,糖尿病可能造成维生素 B_1、维生素 B_2 缺乏等。

(2)富含维生素的食物

①谷物的外皮、动物的内脏是 B 族维生素的良好来源。

②新鲜水果和蔬菜富含维生素 C。

③动物肝脏和胡萝卜含有丰富的维生素 A。

④人体皮肤经过日光中的紫外线照射可以合成足够的维生素 D。

⑤维生素 E 富含于食油、坚果和海产品中。

⑥而维生素 K 则以绿茶、甘蓝、莴笋、菠菜等中的含量丰富。

(3)肾脏病患者容易发生多种维生素缺乏的原因

①有些肾脏病患者有尿蛋白,一些与蛋白质结合的维生素的丢失随之增多。

②在透析过程中丢失一些小分子的不与蛋白质结合的维生素。

③应用于肾脏疾病的某些药物能影响维生素的

吸收、排泄。

④厌食、食物品种受限使得肾脏病患者从饮食中得不到足够而均衡的维生素。

(4)肾脏病患者容易缺乏的维生素

①维生素 K。长期摄食较少且接受抗生素治疗的人容易发生维生素 K 缺乏。慢性肾衰竭、肾性骨病的人如果合并维生素 K 缺乏可能更易发生骨折，所以应适当补充。

②维生素 B_1。肾脏病患者常常合并轻度的维生素 B_1、叶酸缺乏，而蛋白质－能量营养不良会抑制维生素 B_1 的吸收和活性。

肾脏病患者需要补充维生素 B_1，特别是慢性肾病、肾衰竭、透析的患者，应按照每日 1～5 毫克的剂量补充。水溶性维生素 B_1 容易因热、氧化剂、紫外线辐射而被破坏，食物中加碱也会使其大量流失。谷物、干果、豆类、动物内脏、蛋类、瘦肉中含量较多。

③维生素 B_6。维生素 B_6 缺乏能引起免疫功能紊乱，如中性粒细胞和淋巴细胞减少、淋巴细胞成熟障碍、淋巴细胞对有丝分裂原的反应下降、抗体生成减少等，维生素 B_6 在氨基酸和蛋白质代谢中也发挥重要作用，缺乏时引起食欲减退。另外，透析和慢性肾衰竭的患者缺乏维生素 B_6 还可能引起草酸盐浓度升高。

透析和慢性肾病患者应该每日补充维生素 B_6 10 毫克。维生素 B_6 的几种活性形式都不耐碱，所以烹制食物的过程中加碱能破坏其中的维生素 B_6 成分。维生素 B_6 包括吡哆醇主要存在于植物类食物,如香蕉、蚕豆、西红柿等;吡哆胺和吡哆醛则主要来源于动物性食物,如鸡脯、牛排等。

④叶酸。肾脏病患者叶酸缺乏与病程长短相关,缺乏的原因主要为摄入不足。使用促红细胞生成素能引起红细胞生成增加,消耗叶酸也增加,如不及时补充可能导致一过性缺乏。另外,透析能造成叶酸的丢失增加。叶酸能降低同型半胱氨酸的血浓度,后者据研究与内皮损伤和心血管病变有关。故应给慢性肾衰竭、透析患者补充叶酸。

每日 5 毫克的一般剂量可作为慢性肾衰竭的常规补充剂量。叶酸广泛存在于动植物食物中,如动物肝脏、肾脏及蔬菜、酵母中等。长时间储存、烹调和光照能导致其破坏。

⑤烟酸。低蛋白饮食所含的烟酸较少,透析的患者有可能缺乏。每日补充 13～19 毫克烟酸能有效预防缺乏。在肉类、鱼类、蔬菜、茶叶中含有较多的烟酸,谷类含量居中,但是谷类所含的烟酸主要集中在谷皮,精加工能破坏很多。烟酸与维生素 B_6、叶酸和维生素 B_2 有协同作用。

(5)正常推荐量补充:下面还有几种重要的维生素在肾脏病时虽不一定会缺乏,但也强调要按照正常推荐量来补充。

①维生素 A。由肝脏释放,靠视黄醇结合蛋白运输到身体各处被利用,释放了视黄醇的视黄醇结合蛋白随血液流经肾脏,肾脏具有分解和排泄游离视黄醇结合蛋白的作用,故肾脏功能丧失会造成血浆视黄醇结合蛋白浓度升高,肾脏可能还具有合成

视黄酸的作用。综合各方研究,各种肾脏疾病情况下,除了肾病综合征可能有维生素 A 的丢失增加以外,视黄醇水平通常不低;相反,透析、急性肾衰竭肠外营养支持时如果补充过量的维生素 A,可能引起中毒。所以,总的原则是按照正常摄入量给予维生素 A,即每日 800～1 000 微克。

②维生素 E。维生素 E 的血浆浓度与血脂成正比,因为它靠脂蛋白运输。患肾病综合征时,血浆维生素 E 浓度升高。慢性肾衰竭低蛋白饮食不会造成维生素 E 摄入不足。透析可能造成维生素 E 消耗增加。临床上有对慢性肾衰竭、血液透析患者补充大剂量维生素 E 的做法,但是没有见到预期的效果。所以,现行的原则不主张给予肾脏病患者额外补充维生素 E。

③维生素 B_2。除了透析,其他肾病不会影响维生素 B_2 吸收和代谢,也罕见缺乏。故此,只要按照正常推荐的剂量(每日 1.2～2.0 毫克)补充就行了。

④维生素 C。透析时,小分子、不与蛋白质结合的维生素 C 从透析液中流失,每次透析可丢失 80～280 毫克。肾病患者如摄入低钾饮食或限制饮食可能会造成维生素 C 摄入过少,食欲减低、恶心、呕吐也能造成肾脏病患者维生素 C 摄入过少。补充维生素 C 能提高转铁蛋白饱和度和血红蛋白水平,维生素 C 和其他抗氧化剂一起使用可以降低移植器官的再灌注损伤,它可能抑制铬、镉、顺铂造成的肾脏毒性作用。维生素 C 补充剂量不是越多越好,因为过多的维生素 C 能增加在软组织和肾脏草酸盐

沉积的危险,5%～10%的维生素 C 的代谢产物是草酸,经尿液排出,摄入 100 毫克维生素 C 时可全部经肠道吸收,而如摄入 1 500 毫克维生素 C 时,其吸收率只有 50%,一般要求按每日 60～100 毫克的正常推荐量补充,使用高效和高通量透析器的患者可以适当增加一些补充量。受热、碱性环境能促进维生素 C 降解。

⑤维生素 B_{12}。维生素 B_{12} 的代谢经胆汁,不经肾脏,因为存在肝肠循环,维生素 B_{12} 能在肠道被重复吸收利用。一般情况下,肾脏病患者不发生维生素 B_{12} 缺乏,偶有血液透析令维生素 B_{12} 缺乏的报道,不过,补充大量的维生素 B_{12} 有助于改善患者神经传导速度、改善自发性神经病变和高同型半胱氨酸血症。

推荐肾脏病患者按正常量补充维生素 B_{12}(即每日 2～3 微克)。维生素 B_{12} 主要存在于动物内脏和海产品中,禽蛋类、乳类和水果蔬菜中也含少量。食物中的维生素 B_{12} 吸收依赖于健全的胃肠道功能,药理剂量的维生素 B_{12} 也可以经被动渗透作用吸收进入血液。

(6)保证肾脏病患者摄入足够的维生素

①评估易缺乏维生素的饮食摄入状况。详细记录 3 天有代表性的饮食,不仅要有食物品种,还需要有食物用量、烹调方法。携带饮食记录去医院营养科门诊,请营养师协助进行查表计算,除了热量和蛋白质等主要指标外,还应重点包括维生素 B_1、维生素 B_6、叶酸、烟酸、维生素 C 等。如果必要,可直接

进行各种维生素的血液检查,来协助判断。

②针对不同的病状,制订膳食补充计划

☆低钾饮食。低钾饮食常常出现在肾病患者的饮食医嘱中,执行这样的膳食医嘱是要限制蔬菜和水果的摄入量,这会造成维生素 C、叶酸、烟酸的缺乏,可选择冬瓜、黄瓜、茄子、柿椒、绿豆芽、草莓、鸭梨等含钾较低的蔬菜水果进食。

☆低蛋白饮食。蛋白质摄入量受限,会造成烟酸、叶酸、维生素 E、维生素 K 的缺乏。注意补充绿叶蔬菜,避免饮食过素和油脂摄入不足,适当摄入动物内脏能纠正这几种维生素缺乏。

☆透析。腹膜透析和血液透析都能造成很多种维生素流失,如维生素 C、维生素 B_1、维生素 B_6、维生素 B_{12}、叶酸、维生素 E 等均需注意补充。所以,透析患者饮食结构务必做到入量充足、荤素搭配、结构合理。

☆蛋白尿。尿蛋白丢失能造成维生素 A 丢失增加,补充维生素 A 或 β-胡萝卜素不仅有助于纠正其本身缺乏,还能纠正尿蛋白丢失继发的低蛋白血症性的高血脂。因此,适当摄入一些动物肝脏、红黄色蔬菜和素食是有益的。

☆高同型半胱氨酸血症。维生素 B_6、叶酸、维生素 B_{12} 等几种肾病患者易缺乏维生素与高半胱氨酸血症有关,故增加些海产品、绿叶菜、动物内脏、肉类,保持荤素的合理搭配,是避免缺乏、纠正高半胱氨酸血症的有效措施。

☆厌食。厌食在肾病患者中很常见,能造成多种维生素缺乏,如维生素 C、维生素 B_2、维生素 B_{12}、维生素 E 等。必要时可采用胃肠内、外营养支持来帮助纠正。

③充分利用维生素补充剂来弥补膳食不足。各种维生素几乎都有药物制剂,如维生素 C、维生素 E、复合维生素 B、鱼肝油丸(维生素 AD)等,价格相对便宜,可用来补充饮食的不足。

肾病患者通常只需要生理剂量的维生素,因而一些按照正常需要量来制作的全配方维生素营养制剂,含有多种维生素及矿物质和微量元素,可作为维生素补充剂用于肾病患者。

④采取适当的烹调方法来减少损失。烹调过程中不额外加碱;减少烹调加热的时间;能够生吃的蔬菜不要加热;避免延长储存时间,尽量食用新鲜的食物;不要丢弃煮菜水;不要只食用精加工的谷类。

二、慢性肾脏病营养误区九则

误区一：肾脏病患者不能吃豆制品

慢性肾脏病是一类免疫和（或）非免疫机制参与的慢性肾脏疾病，而饮食蛋白质与慢性肾脏病进展的关系在 150 年前已被人们所认识，提出减少饮食蛋白质的摄入可以改善慢性肾脏病患者的尿毒症症状。自此，大量的文献报道低蛋白饮食可改善或延缓动物和人类慢性肾衰竭的进展。但如何在慢性肾病中应用营养治疗，以何种类型蛋白质最为合适等问题一直是研究热点。

目前，我国的主食中大米、面粉、玉米等虽然含较多的蛋白质，但其中含有必需氨基酸较少或比例不当，生物价较低，故宜少吃，应增加优质蛋白，而动物蛋白作为高生物效价蛋白在临床上被广泛推荐应用。

但近几年来，大豆蛋白对肾脏的有益作用受到相当大的关注，特别是改善脂代谢优于动物蛋白，食用富含植物雌激素的植物蛋白能明显延缓肾脏疾病的进展。美国营养大师艾尔·敏德尔博士认为：对于肾脏病这个人体过滤器而言，大豆蛋白质比动物蛋白质更适宜，大豆蛋白质能减缓或阻止肾脏的损害，从而达到保护肾脏的目的。建议在低蛋白饮食的治疗中，不应将大豆蛋白列入禁食之列。慢性肾脏病患者实施低蛋白饮食可能有以下几点益处：低蛋白饮食可减少消化道症状，并有助于防治代谢性酸中毒、高钾血症和高磷血症。低蛋白饮食可以使机体在低蛋白供应时重新利用尿素的氨氮合成非必需氨基酸和蛋白质，以减轻或防止肾功能的恶化。低蛋白饮食可以减少肾小球高滤过和高代谢，延缓肾功能的恶化。

大豆蛋白是高生物效价的完全蛋白，是大豆的主要部分，占 35％～50％，属球蛋白类。大豆蛋白包含许多特殊的成分，如异黄酮、L-精氨酸和 L-赖氨酸比例较高的蛋氨酸、苏氨酸、皂角苷、植酸、纤维及胰岛素抑制剂，各种不同的成分发挥不同的生理作用，其中大豆异黄酮的作用举足轻重。异黄酮在结构上与内生性雌激素、雌二醇相似，因此有弱的类雌激素作用；同时也显示了有降低胆固醇及抗癌基因、抗氧化等作用。大豆蛋白中赖氨酸含量丰富，蛋氨酸含量相对较低，其余几乎均与动物蛋白相似。大豆皂角苷可抑制血清中脂类的氧化，抑制过氧化脂质的形成，具有抗氧化、抗自由基作用，并能降低血中胆固醇和甘油三酯含量。而植酸能帮助控制血磷水平，因此可能对慢性肾脏病的钙磷代谢有一定的影响。

我国有悠久的食用豆类及豆制品的历史，豆制品的种类丰富，如豆粉、豆汁、豆腐等，且我国东北大豆蛋白质的含量较高，营养丰富，亚洲人进食大豆相对较多。据估计，中国大陆地区的人每日进食约 10克，日本为 30～50 克，即相当于进食异黄酮 20～80

毫克。长期食用大豆及其制品,可能减少乳腺癌及前列腺癌的发病率。同时,植物蛋白代替动物蛋白可减少心血管病的发生。每日摄入大豆 30~50 克即可使脂质下降,而血清总胆固醇每下降 1%,心血管病发生率会下降 2%。

而中医早已认识到大豆与肾脏的相互联系。《黄帝内经·素问》所说:"北方黑色,入通于肾……其味咸,其类水,其畜彘,其谷豆。"。而《内经》对大豆与肾病的关系的理解则更加深入,说:"脾病者,宜食 米饭牛肉枣葵(此下言脏病所宜之味也。脾属土,甘入脾,故宜用此甘物)……肾病者,宜食大豆黄卷猪肉栗藿(大豆黄卷,大豆芽也。肾属水,咸入肾,故宜用此咸物)。"在长期的中医医疗实践中,赤小豆、黑大豆是作为治疗水肿的常用药物或食物,并有较好的辅助治疗作用。

因此,不管从中医和西医角度来说,都不应将大豆蛋白列入慢性肾脏病患者禁食之列。

误区二:喝水会加重肾脏负担,不口渴就不必喝水

人的身体多半是由水构成的,身体内保有适量的水分才能维持合适的体液渗透压,进入身体的水分还能发挥多重的生理功效,如形成汗液调节体温、形成尿液来溶解和排出身体多种代谢废物,以及软化粪便促进肠道蠕动等。

许多肾脏病患者担心喝水会造成水肿、增加肾脏的负担,往往减少每天的饮水量,只在口渴难耐时

才喝上一口水,这样做对吗?

为了回答这个问题,我们先来分析一下口渴产生的原因,看看依据口渴来进行补水对于肾脏病患者是否合适。口渴的感觉一方面可以来自真正的水缺乏所造成的晶体渗透压升高(如血钠、钾等盐分浓度升高),这种情况下如不给予及时的补水,就会造成脱水;另一方面,口渴可能是因为内分泌或肾脏的各种病理情况造成的水钠潴留,水分和盐分的排出均发生障碍,纠正这类的口渴是不宜单纯增加水摄取量的,因为这样一来只会加重水分的潴留,加重已有的水肿。所以,如果是后一种情况造成的口渴是不宜补水的,还应设法增加肾脏排出水分和盐分,从而降低血液中的盐分浓度及总的血容量。

照这样说来,口渴对于肾病患者而言不应作为补水的依据,肾脏病患者在补水的问题上会更加不知所措了。其实,对于肾小管功能健全的肾脏来说,排出过多水分不过是减少原尿中一部分水分的回吸收罢了,不会增加肾脏的工作负荷。除了急性肾衰竭少尿期、急性肾小球肾炎、肾病综合征合并严重的水肿、高血压等一些情况外,并不是所有的肾脏病都能严重到影响其对水分的调节;相反,有些肾脏疾病还要求增加饮水量,增加尿液的排出来降低尿液中有害成分对肾脏的损伤呢,如糖尿病性肾病、泌尿系感染、泌尿系结石、尿酸性肾病等都属于这种情况。

误区三:以形补形、吃腰补腰

"吃啥补啥"是民间流传下来的饮食"格言"。然而这样的说法科学吗？为此，中医和营养学专家，为大家作出科学的解读和建议。

(1)随意套用"以形补形"可能影响健康："以形补形"的核心思想就是用动物的五脏六腑来治疗人体相应器官的疾病，这种以动物脏器来调补身体的方法，来源于中医治疗学中的食疗法。

食疗法在商朝的《汤神论》中已有记载，《神农本草经》更是对其功效及应用进行了详述。唐代医药学家孙思邈发现动物内脏和人类内脏无论在组织、形态还是功能方面都十分相似，他在长期的临床实践中，提出了"以脏治脏"和"以脏补脏"，这就是中医食疗中的一个很重要的法则"以形补形"，俗称"吃啥补啥"。从临床上看，"以形补形"在一些病症的治疗上是可以得到较好效果的。例如，中医主张肝开窍于目，因此吃肝脏能明目。

但是专家也指出，中医讲究的是"气"，注重的是身体功能性的东西，不能简单地理解为医治某一受体；同时中医注重证辨虚实，虚证要补，实证则不能补，因此不能简单地用"以形补形"作为治疗的手段。此外，中医所说的脏器与西医解剖学意义上的脏器也有一定的差别。中医学认为心主神明，与神经系统、思维有关；心主血脉，与现代解剖学上的循环系统有关。中医所说的脏器与现在我们所认识到的脏器存在着概念的不同。因此，"以形补形"也要辨证施治，根据不同症状来判断是否适合这一食疗方法。如果不顾症状的不同而一律"以形补形"，不仅得不到"补"的效果，还会加重病症，影响健康。

（2）"吃腰补腰"的说法是错误的：因为猪肾中含有较高的尿酸和嘌呤，这些有害物质吃多了在肾内不易排出，容易引起结石和痛风。肾脏功能损害时，多吃猪肾自然会加重肾脏负担，有害无益。至于有的人"肾虚"，但无器质性病变，肾功能正常，这时服用某些中药加适量的猪肾，则有利于腰酸、腰痛等症状的缓解，但也不能进食过多。

误区四：腹膜透析能补充很多的糖分，饮食中就不需要吃主食了

腹膜透析是以腹膜为半透膜，腹膜毛细血管与透析液之间进行水和溶质的交换，电解质及小分子物质从浓度高的一侧向低的一侧移动（弥散作用），水分子则从渗透浓度低的一侧向渗透浓度高的一侧移动（渗透作用）。提高透析液浓度可达到清除体内水的目的。通过溶质浓度梯度差可使血液中尿毒物质从透析液中清除，并维持电解质及酸碱平衡，代替了肾脏的部分功能。

透析液的主要成分为钠、氯、钙、镁、乳酸钠和葡萄糖。钠浓度为 132 毫摩尔/升；氯浓度与血浆氯相似；镁浓度一般为 0.275 毫摩尔/升，低于血浆镁浓度（0.55～0.7 毫摩尔/升）；透析液钙浓度较血浆钙浓度高，饮食好的腹透患者，一般不需要口服钙剂；透析液不含钾和碳酸氢盐。透析液缓冲碱多用乳酸钠，常用浓度 40 毫摩尔/升。葡萄糖有 3 种浓度可供选择：1.5％、2.5％和 4.25％，透析液含糖浓度越高，渗透性越大。腹膜透析液当中确实含有一定浓

度的糖,在腹透过程中会交换进入体内为患者提供一定的能量。

　　腹膜透析患者需要每日 35 千卡/千克体重的能量,来自腹膜透析液中的糖可以提供约每日 8 千卡/千克体重,可达总需要量的 20%～25%。按照碳水化合物占总能量的比例为 50%～55% 计算,那么膳食中的能量达到总能量的 30% 就可以了,如果摄入过多会导致体重增加,转化成脂肪。这就意味着腹膜透析患者的饮食是一种含有较少主食、较多高蛋白质食物的饮食,看上去很像是那些患者在刻意减肥,其实这样就能保证他们摄入足够的能量了。

误区五:肾脏病没有征兆,也没有明显诱因

　　这种说法是错误的。

　　(1)征兆:身体表现下列一些症状时,我们应该意识到那可能是肾脏出现了问题。

　　①水肿,特别是晨起时眼睑水肿。

　　②尿量突然增大很多,即便没有明显加大饮水量也是如此。

　　③尿量突然减少(每天不足 800 毫升),又没有大量排汗,即便增加饮水量也是如此。

　　④尿液混浊、有泡沫,尿液的颜色呈酱油色。

　　⑤尿频、尿急、尿痛,夜尿明显增多。

　　⑥贫血,面色苍黄,眼睑、口腔黏膜苍白无血色,脉速快,易疲乏等。

　　⑦鼻黏膜、齿龈经常不经意间出血,皮肤有出血点。

　　⑧腰区酸痛,腰椎两侧有叩击痛。

（2）病因：其实在肾脏发生问题之前，我们如能较早预见到自身疾病或周围环境对肾脏的影响，或许就能防患于未然。

①高血压。高血压性肾病是高血压严重的并发症之一，是高血压致死的主要原因，升高的血压时刻威胁着肾脏的安全。

②糖尿病。糖尿病肾病早已成为慢性肾衰竭的重要成因，所以患有糖尿病就该定期进行尿液检查，及时发现和治疗糖尿病引起的肾脏损害。

③身处某些肾病的高发区。某些地区的地质条件造成饮水、作物中一些微量元素和矿物质含量较高，或是一些流行的饮食习惯造成当地的人易患某种肾脏疾病，如江西某地有较高的尿酸性结石的发病率，而以素食为主、日常饮食中习惯摄入过多的含草酸高的食物则可能罹患草酸盐性的尿路结石。

④乙型肝炎、过敏性紫癜、上呼吸道感染。患有这样的疾病要谨防发生免疫反应性的肾病。

⑤剧烈运动、过度劳累。体力透支，肌肉的极度劳累会引发肾病，从事体力活动的时候应该量力而行，切不可竭尽所能，逞一时愚勇哟。

（3）有损肾脏健康的行为

①盲目服药。几乎所有药物经过人体代谢利用最终要从肾脏排泄，使肾脏容易受到药物的损害。多种镇痛药，如非那西汀、对乙酰氨基酚（扑热息痛）、阿司匹林、保泰松、吲哚美辛（消炎痛）、布洛芬等，可引起间质性肾炎；而阿司匹林能使肾髓质血流减少及肾细胞代谢障碍造成肾乳头缺血坏死，临床

上出现无症状性脓尿、菌尿、多尿、夜尿,甚至急、慢性肾衰竭。多种抗生素也可能具有严重的肾毒性,如庆大霉素、头孢噻吩(先锋霉素Ⅰ)、头孢噻啶(先锋霉素Ⅱ)、头孢来星(先锋霉素Ⅲ)、青霉素、氨苄西林、两性霉素等。还有那些通常被认为是安全的中药制剂很多也有着严重的肾毒性,如含有马兜铃酸成分的中药(药材如关木通,成药如某些品牌的龙胆泻肝丸)就被确证能导致慢性间质性肾炎、肾衰竭。常言道"是药三分毒",切忌在没有搞清其毒副作用的情况下擅自服用(图6)。

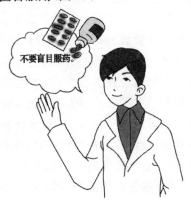

图6 不要盲目服药

②不注意泌尿系统的卫生。不注意泌尿系统的卫生,能导致细菌和其他病原微生物直接由尿道逆向而上,进入肾脏,使肾脏感染发病。在卫生条件不佳的地区,很多妇女患有迁延不愈的慢性肾盂肾炎,并最终因此丧失了肾功能。许多不洁的生活方式也会造成泌尿系感染的高发并最终影响到肾脏。经常

憋尿会导致尿液沿膀胱、输尿管逆流回肾盂,引起反流性肾病,症状见反复发热、腰痛、血尿等,严重时还会引起肾脏瘢痕形成及肾衰竭。

③未积极治疗高血压、糖尿病。慢性肾衰竭是高血压、糖尿病的严重并发症。在高血压的情况下,肾脏的灌注压增高,能加剧肾小球硬化的进程,使肾脏功能逐步丧失;而在糖尿病未经良好控制的情况下,也会出现肾小球的高灌注和高滤过,导致肾小球内高压,促进肾脏滤过功能的丧失。未积极治疗的高血压、糖尿病导致肾衰竭的进程往往不超过10年。

④未积极治疗上呼吸道及全身感染。致病菌侵袭人体造成上呼吸道局部或是全身的感染,人体的免疫系统与之抗衡,外来的病原微生物等各种抗原与免疫球蛋白形成免疫复合物,这种免疫复合物容易沉积在面积广大的肾小球基底膜上,介导免疫杀伤细胞对基底膜的攻击性反应,造成肾脏损伤。急性肾小球肾炎、慢性乙肝性肾病、感染性心内膜炎后肾炎等都是因这种感染后免疫机制所导致的。所以,不要忽视那些看似轻微的感染,可能是肾脏潜在的杀手。

⑤烟酒无度。吸烟后全身的小血管处于挛缩状态,加重高血压和动脉硬化,会影响肾脏的血液供应,特别是合并有高血压、糖尿病、肾动脉狭窄的患者更有必要戒烟,避免损伤肾脏。

长期大量饮酒常伴有中毒性肌病、肌溶解症及肌红蛋白尿;过量饮酒导致长时间处于昏睡、昏迷状态,肢体自身压迫,可诱发急性肌肉溶解及肌红蛋白尿性急性肾衰竭。长期嗜酒能加重高血压,引起尿酸排泄减少、高尿酸血症,损伤肝和其他器官,从而影响锌、维生素 B_1、维生素 A、叶酸等多种微量营养素的吸收和保有,并间接造成肾脏的损害。"如饮酒应适量",是中国营养学会颁布的营养膳食指南关于饮酒行为的建议。所谓适量,通常是指每周不超过3~6 份的乙醇量(每份乙醇量为 12 克,即啤酒 270毫升、红酒 100 毫升或中等酒精度的白酒 30 毫升)。

⑥过度疲劳。慢性持续性的过度疲劳状态使得免疫系统的功能下降,增加感染的机会;剧烈运动造成的疲劳状态则有可能导致肌肉广泛损伤而发生肌红蛋白尿性的急性肾衰竭,出现血尿、蛋白尿,对肾脏造成损伤。

⑦负面情绪困扰。用中医的说法,负面的情绪会伤肝损肾,使肾脏的精气受损。西医也提倡人们保持情绪乐观、平和、不惊、不怒,在这种精神状态下身体内在的免疫调节、神经内分泌功能才能保持在最佳状态。

⑧高脂饮食。膳食中脂肪过高,容易发生肾动脉硬化,使肾脏萎缩变性,引起动脉硬化性肾病。素食通常呈碱性,可以防治尿路结石,适当增加冬瓜、绿豆、赤豆等利尿清热的食物,能很好地保护肾脏的功能。

误区六:只需关注化验结果,饮食无所谓

如果您有过到医院,特别是大医院就医的经历,您一定记得临床大夫是多么繁忙,他们常常无法在

看门诊时详尽了解患者的进食情况,如果您问及一些与饮食有关的问题也常常得不到大夫满意的答复,然而患者的饮食起居之于疾病真的如此无关紧要吗?是不是各种疾病的治疗就仅仅是打针、输液、吃药、抽血、检查这么单纯呢?若果真如此,那倒是患者的大幸。

营养科医生看门诊时首先需要了解患者的营养状况,这是营养门诊的特色。

(1)进食情况(包括饮食习惯和营养摄入):是营养状况调查的重要组成部分,只有正确估计了患者的营养摄入,计算出各种营养素的摄入量,找出哪些过剩、哪些不足,方能评价患者的病情是否与饮食营养有关,来确立进一步的治疗原则。

例如,有这么一位体态丰满过人的患者,主诉称自己节食多日,饭量极小,可是体重居高不下,他认为自己是个"喝凉水都会长肉"的人,把自身的肥胖归咎于基因和遗传。在问诊过程中,营养医生详尽地了解他一日饮食的食物选择、进食习惯、餐次分配、烹调方式、劳动强度、体力活动的时间等方面内容,发现该患者的饮食情况如(表1)。问诊的结果出来了,这位试图节食减肥的患者每日摄入的热量为1840千卡,对于一个成年男性来说是不能算高,但是为什么他的体重不见下降呢?难道真的是基因在起着无法改变的作用吗?还是让我们来看一看他的消耗情况再说。睡眠8小时消耗热能450千卡;开车60分钟消耗热能100千卡;办公室工作8小时消耗热能800千卡;看电视、休闲娱乐7小时消耗热能 500 千卡。合计消耗热能 1 850 千卡。

表 1　患者一日三餐饮食调查

时间	内容	热能（千卡）
早餐	早晨不吃	0
上午 9 点	在办公室饮浓咖啡，加糖 10 克	40
中午	午餐饥饿感明显	500（主要来自脂肪）
	吃掉套餐中两荤两素的菜肴	200
	主食少量	200
	餐后吃水果，喝甜碳酸饮料加糖浓咖啡，或甜饮料	100
晚间	晚间进食蔬菜色拉，大量水果	100
	很多啤酒	400
	几乎不进主食	50
睡前	睡前饮 500 毫升奶，有时加糖	250～300

经计算得知，此君摄入虽然控制严格了，可是消耗的也少，与摄入量保持着平衡（1 840 千卡↔1 850），所以减肥多日毫无成效。

经过一番的饮食情况调查，营养医生了解到该患者的问题所在，为他提出了以下建议：调整饮食结构，增加高蛋白质、低脂食品，减少单碳水化合物食物；建立运动习惯，增加能量消耗和基础代谢率，增强身体素质。

上述举例为您阐明了营养科医生了解患者饮食状况的目的和作用，比之单纯性肥胖的患者，对于肾脏疾病的患者而言，营养科医生了解患者能量、蛋白质、水、钠、钙、磷、钾、维生素 D、叶酸等相关营养素的摄入就更加复杂和必要了，这是病情控制所必需的。

（2）记录和评估肾病患者的饮食

我国饮食的一大特色是丰富多样，不仅因为中国地大物博、历史悠久，而且随着近年人民生活的改善，食品加工业的发展，各色各样的食物更是满足着不同的口味需要，这就使得中餐难以做到标准化，为我们进行营养评估带来了很大麻烦。故此，在进行营养评估的时候，我们通常是记录各种食品原料的生重，适当考虑烹调造成的营养素流失，综合得到营养素摄入量。

①数据的收集。要获取全部食物品种和数量的准确数据。

☆按照时间顺序记录全天饮食日记，详细记录所有经口进食的食物品种，包括水果、饮料、零食、茶、咖啡等。

☆描述食物名称、原料组成、原料用量，实际食用的比例。

☆不能准确定量的食物可描述其体积、容积，可以常见的容器或鸡蛋、调羹等作比。

☆烹调油、酱油、食盐、味精等调味品的用量可以每包装量除以家庭人口数和所用天数来估计。

②数据分类计算

☆将食物按照主食、肉蛋类、奶类、大豆类、油脂类、坚果类、果蔬类、调味品类等几大类进行归类划分（表2）。

表2 食物分类

食物类别	主要食物	富含的营养素量
主食	大米、小麦、粗粮、杂豆、粉丝、土豆、	能量、碳水化合物、植物蛋白质、磷、膳食纤维
肉蛋类	畜、禽、水产品,蛋类,熟肉制品	能量、优质蛋白质、饱和脂肪、胆固醇、铁质、脂溶性维生素
奶类	鲜奶、酸奶、奶酪、奶粉	能量、优质蛋白质、乳脂、钙
大豆类	大豆、豆腐、豆浆、豆干	能量、植物蛋白质、脂肪、钙、磷等
油脂类	色拉油、花生油、豆油、黄油、奶油	能量、不饱和脂肪,必需脂肪酸
坚果类	花生、核桃、西瓜子、葵花子、开心果	能量、脂肪、植物蛋白质、碳水化合物、脂溶性维生素、锌、铁、镁等元素
果蔬类	叶菜、茄果、豆荚类蔬菜、水果	膳食纤维、水溶性维生素、无机盐、微量元素
调味品类	食盐、酱油、鸡精、泡打粉、碱、味精	钠、钾、氯等无机盐元素

☆计算各类营养素的摄入量。如计算脂肪,挑选提供脂肪的食物,包括肉蛋类、油脂类、坚果类、大豆类、奶类这几类食物。查食物脂肪含量表得到每种食物单位重量的脂肪含量。每种数值乘以该食物的食用量,并汇总结果,可得总脂肪摄入量。

☆选择与病情密切相关的营养素进行计算,如患者有低蛋白血症,计算其蛋白质摄入,如合并水肿,还要计算其钠、钾的摄入。

误区七:超重的慢性肾脏病患者需要减肥

肥胖本身就是一种病,因为肥胖导致高血压、糖尿病、痛风、高脂血症并进而引起高血压性肾病、糖尿病肾病、尿酸性肾病、动脉硬化、血管栓塞性肾损害者,肥胖应该作为原始病因积极治疗纠正。

在决定是否减肥之前需要做以下事情。

(1)判断一下患者是否真的是肥胖:评估一下肱三头肌皮褶厚度,其反映体内存脂状况,间接反映能量营养状况。很多时候体重和体质指数都不是一个可靠指标,因为肾脏病患者非常容易合并有水肿或隐性的水钠潴留,使得体重和体质指数偏高。

(2)想一想目前患者的状况是否能够耐受减肥。肾脏病患者处于以下情况时不适合靠控制食物的总能量来减肥,相反,应该严密关注入量不足的问题,防止病情恶化。

①肾脏疾病进展急骤。

②并发症严重或控制不稳定。

③食欲不好。

④近期体重大幅波动,不明原因地增、减。

⑤合并有低蛋白血症、贫血等营养不良。

⑥合并甲亢、结核、癌症等消耗性疾病。

⑦各种手术前后。

误区八:慢性肾脏病需要长期限制水分和无机盐

谈到保肾,水和无机盐是首当其冲的问题,因为肾脏负担着调节机体水、电解质平衡的重要使命,肾功能异常会全面影响水钠、钾、钙、磷等血浆成分的代谢,故而水、电解质代谢紊乱贯穿慢性肾衰竭病程始终。人们通常会认为,得了慢性肾衰竭就应限制水分和无机盐的摄入。

但是,肾脏对水、电解质代谢的调控能力不是一朝尽失的,它有一个发展、恶化的过程,在它代偿能力尚好的情况下不需要过分限制水分和盐的摄入,以均衡适量为好。

各种无机盐成分对慢性肾衰竭的影响是很不一样的,钠、磷一般认为应该尽早限制其摄入,能缓解慢性肾衰竭的进展;而钙、镁、钾等往往不能限制,而且还要额外补充些。

(1)钠:视水肿程度而定,若有水钠潴留者可给予严格限盐饮食,钠摄入低于每日 1 克,食物中钠往往即可满足所需,不能额外加食盐;一般情况下没有水肿时,以每日 2 克为宜,即每日食盐 2~3 克(加食物中含钠,使钠总量低于 2 克)。

有些时候,为降血压、扩张肾脏血管而使用利尿药,可能会导致大量电解质随水分丢失,也可发生血钠低于正常,血钠的补充方法可采用口服或静脉滴注氯化钠。

（2）钾：当患者无少尿、血钾不高的情况时不必采用低钾饮食，而是应该摄入足够的钾，每日不少于2毫克为宜。

若患者合并高钾血症时采用低钾饮食，钾的摄入量限制在1毫克以下为宜，在饮食中应慎重采用水果及蔬菜，在烹调时可用大量水煮、泡的方法去掉部分钾，将土豆切成片，用大量水煮、浸泡一夜后倒掉水分，次日再加入大量水煮，钾含量可去掉50%。

24小时尿量超过1 500毫升者，应酌情补充钾盐，食物中含钾丰富的水果、果汁和蔬菜较之药物钾盐溶液更为患者所接受。

误区九：使用促红细胞生成素的肾性贫血患者不需要再从饮食上补铁

促红细胞生成素是由肾脏分泌的一种促进造血的必需因子，肾衰竭造成其分泌不足，终致肾性贫血。肾性贫血的临床治疗最为对症的手段就是皮下或静脉注射促红细胞生成素，一般使用几周后血红蛋白即开始稳步回升。

那么，饮食干预在肾性贫血就无意义了吗？回答是否定的。

很多时候使用促红细胞生成素后贫血状况没有得到有效的纠正，就是因为体内缺乏合成造血细胞的各种原料，如铁、叶酸、维生素C、蛋白质等，使得促红细胞生成素未能发挥其应有的作用。这种状况的发生是与患者的营养状况不佳、营养不良没有得到很好的治疗分不开的。可见，饮食上补铁及其他与红细胞生成有关的营养素对于纠正肾性贫血是非常重要的。

实际上,应用促红细胞生成素后,在按照营养素推荐量标准满足每天所需的各种造血营养素的基础之上应该额外增加一定的比例来补充体内库存。

> **小贴士**
>
> ☆铁:每日需要量为 15～20 毫克,动物性食物中含有的血红素铁更容易被吸收。
>
> ☆维生素 C:维生素 C 的摄入量以营养素推荐量为标准,即 60～100 毫克/天,配合食用含维生素 C 丰富的蔬菜和水果可维持食物铁的还原态,使之易被吸收。
>
> ☆叶酸:每日 600～1 000 微克。

含铁元素比较丰富的食物有以下几种(图 7)。

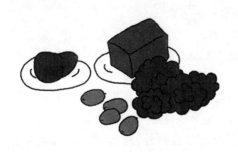

图 7　补铁食物

黑木耳:含有蛋白质、碳水化合物,尤其富含钙、磷、铁。每 100 克生黑木耳含铁 100 毫克,每 100 克干黑木耳含铁 185 毫克,是猪肝含铁量的 7 倍。

猪血:血中含有人体不可缺少的无机盐,特别是铁的含量丰富。每 100 克中含有铁 45 克,比猪肝几乎高 1 倍(每 100 克猪肝含铁 25 毫克),比鲤鱼高 30 倍,比牛肉高 22 倍。因此,胃脏病患者膳食中要常吃猪血,既防治缺铁性贫血,又增补营养,对身体大有益处。

大枣:枣味甘温,具有养血安神、补中益气之功。大枣的营养价值颇高,虽然含铁量不高,但是含有大量的维生素 C 和维生素 A。每 100 克大枣含维生素 C 500 毫克,而缺铁性贫血患者往往伴有维生素 C 缺乏。所以,肾脏病患者在吃含铁的食物的同时,还要吃富含维生素 C 的食物,大枣正是最佳补品。食用含铁多的食物时最好不要同时食用含草酸或鞣酸高的菠菜、苋菜、鲜笋及浓茶,以免结合成不溶解的盐类,妨碍铁的吸收。

猪肝:富含维生素 A、维生素 C。每 100 克猪肝含有维生素 A 10 000 单位,含维生素 C 20 毫克。此外,还含有蛋白质、脂肪、维生素 B_1、维生素 B_2 素及钙、磷、铁等。这些营养成分不仅对养生健体有益,更重要的是猪肝具有补血补铁、补肝明目的功效。

除补充上述食物外,鸡肉、牛肉、鸡蛋等也含有丰富的铁元素。

三、慢性肾脏病患者食物选择九则

选择一：低蛋白饮食，麦淀粉可做主食

大量临床研究表明，限制蛋白质摄入能延缓慢性肾脏病的进展。无论肾脏疾病轻重与否，低蛋白或极低蛋白饮食都能使蛋白尿程度减轻，肾小球滤过功能的下降速度减慢，缓解临床症状，降低发展到终末期肾脏病或死亡的危险度。

当身体处于急性肾炎、急性或慢性肾衰竭、肝性脑病的情况下，体内蛋白质代谢产物能增加肝肾负担，加重症状。此时需要降低蛋白质的摄入量，以使它仅能维持生理功能的运行为度。维持基本生理功能所需的蛋白质量为每日 0.4～0.6 克/千克体重，仅为正常情况下的 50%～60%。要达到这样一个摄入量标准，需要非常谨慎地选择食物，特别是那些含蛋白质较丰富的食物，更要经过认真计算和取舍。

例如，一名急性肾炎的女性患者，身高为 155 厘米，理想体重为 50 千克，实际体重为 52 千克（处于正常范围），医生要求她进食低蛋白质饮食，蛋白质摄入量为每日 0.5 克/千克体重。经计算得知，她每日的蛋白质总摄入量不应超过 25 克，这是一个怎样的概念呢？

1 个鸡蛋含 8 克蛋白质，1 袋牛奶（250 毫升）含 8 克蛋白质，50 克瘦肉含 8～10 克蛋白质。

尚未计算主食和其他食物中的蛋白质,仅此 3 种就已超过 25 克蛋白质的限量标准,可见低蛋白质饮食,特别是限量严格的低蛋白质饮食,需要特殊的手段来实现。

(1)常用食物蛋白质含量:见表 3。

表 3　每 100 克食物中蛋白质含量

食物名称	蛋白质	食物名称	蛋白质
鸡肉	21.5	豆腐丝	21.6
鸡肝	18.2	腐竹	50.5
鸭肉	16.5	油豆腐	24.6
鹅肉	10.8	红腐乳	14.6
猪肥瘦肉	9.5	鸡蛋	14.7
猪瘦肉	16.7	鸭蛋	8.7
猪肝	21.3	牛乳	3.3
猪心	19.1	酸奶	8
猪肚	14.6	牛乳粉	20.2
猪血	18.9	绿豆	23.8
肥瘦牛肉	20.1	红小豆	21.7
肥瘦羊肉	11.1	绿豆芽	3.2
羊肝	18.5	黄豆芽	11.5
黄豆	36.5	大黄花鱼	17.6
豆浆	4.4	带鱼	18.1
豆腐脑	5.3	青鱼	19.5
豆腐(北)	7.4	鲢鱼	15.3
豆腐(南)	4.7	河蟹	14
豆腐干	19.2	鲫鱼	13

续表

食物名称	蛋白质	食物名称	蛋白质
墨鱼	13	挂面	9.6
紫菜	28.2	粉条	3.1
海带	8.2	烧饼	7.4
稻米(糙)	8.3	火烧	7.2
稻米	7.8	蛋糕	7.9
标准粉	9.9	小米	9.7
富强粉	9.4	窝头	7.2
馒头(富强粉)	6.1	马铃薯	2.3
面条(热)	7.4	花生	26.7

(2)选择主食

①麦淀粉。是将小麦粉中的蛋白质抽提分离去掉,抽提后小麦粉中蛋白质含量从 9.9% 降低至 0.6%以下。用麦淀粉替代主食作为患者每日供给热量的主要来源,以减少饮食中劣质蛋白质的摄入量,一方面可以在限量范围内提高优质蛋白质摄入的比例,另一方面也保证了低蛋白质饮食的情况下摄入充足的能量。

麦淀粉可以加工成各种各样的主食:1 份麦淀粉用约半份沸水烫热,揉成面团,然后可制成面条、面片、蒸饺、烙饼等;还可将普通的面粉和麦淀粉对半掺加,这样就可以改善一定的口味;把土豆、芋头等蒸熟并捣碎后和麦淀粉搅拌在一起,具有一定的黏合作用,就可以做成"麦淀粉块",也可以烤成饼干、面包。这样主食花样一多,就比较符合中国人日常的饮食习惯,生活质量也能相应的改善。

☆土豆泥饼。土豆 100 克蒸熟去皮,捣成泥,加入麦淀粉、白糖 30 克,搅拌均匀,分成 4~5 份,取一份放热油锅中煎成土豆泥饼,共煎 4~5 个小饼。

☆麦淀粉饼干。麦淀粉 250 克,白糖 200 克,油半勺,水适量,起子粉少许,擀成小薄饼,放烤箱中烤熟。

②维思多淀粉。是添加了晶体胶的淀粉,与麦淀粉相同之处在于其蛋白质含量很低,优于麦淀粉之处在于加工容易,能够按照通常的方法进行冷水和制。下面介绍一些食用方法:

维思多淀粉 500 克,加入泡打粉 16~18 克,混合均匀。每 500 克取用酵母 2~3 克,白糖 5 克,用 35℃~36℃温水调成糊状(水量为和面总用水量的 1/3)。用酵母糊和面。不足的水用 35℃~36℃温水补充,直至和成适宜的面团。在密闭盆内保温发酵约 40 分钟(冬天加盖温毛巾)。包进馅或白糖(加淀粉预先和匀),冷水上锅蒸,开锅后 25~30 分钟即得。蒸熟的包子、馒头应用清洁的湿布覆盖,剩余的待放温后(不要等完全凉透)即放入冰箱中冷冻保存。冷冻后的包子、馒头,用冷水上锅蒸热即可食用。

如做烙饼也可用上述方法发面。

小贴士

1 克香甜泡打粉中含钾 50~60 毫克/克,钙 60~80 毫克/克,每 75 克所蒸馒头(以生面计)含钾 80~100 毫克,钙 120~150 毫克。

---

③维思多淀粉米。用维思多淀粉经过合理工艺处理制成的淀粉米,因不含蛋白质适用于需要控制蛋白质摄入量人群选用,其食用方法如下。

☆做粥。取本品加入沸水烫泡20分钟,将水倒掉,再加入热水适量,在锅中煮沸,待米粒全部透明,即可食用。食用可加入糖、甜味剂、果汁等。按个人口味享用。

☆做风味点心。取本品加入沸水烫泡20分钟,将水倒掉,将其放入瓷碗中,将水漫过米面,在蒸锅上蒸至米粒全部透明,即可食用。

☆甜品。加入糖或甜味剂、果汁等。

☆风味食品。加入香油、酱油、醋等调料,按个人口味享用。

选择二:慢性肾脏病患者慎吃的食物

(1)鱼肉蛋类

①腊肉。腊肉是指经腌制后在经过烘烤(或如光下暴晒)的过程所制成的加工品。腊肉中磷、钾、钠的含量丰富,还含有脂肪、蛋白质、碳水化合物等。腊肉的防腐能力强,可以保存很长时间不变质,并在加工过程中增添特有的风味,这是与咸肉的主要区别。中医学认为,腊肉具有开胃祛寒、消食等功效,是别具一格的地方风味食品。

市场上出售的腊肉为了延长保存时间,一般都会添加一定量的亚硝酸盐,经常大量食用,会增加肝脏负担和患癌症的风险。

腊肉的制作过程需要用盐腌制,因此含有相当高的盐分,这无疑会加重患者的肾脏负担。腊肉的脂肪含量非常高,而且基本都是饱和脂肪酸,同时还含有相当数量的胆固醇。饱和脂肪酸和胆固醇也是慢性肾病患者应该限制的。腊肉中含有丰富的钾离子,100克腊肉的钾含量近800毫克,超过一般猪肉平均量的十几倍。长期大量进食腊肉无形中造成钾离子摄入过多,加重或导致血压增高或波动。而尿毒症期,人体可能无法有效除去多余的钾,而血钾太高会引起严重的心脏传导和收缩异常,甚至使患者死亡。

②鱿鱼。鱿鱼,也称枪乌贼,营养价值很高,是名贵的海产品。它和墨鱼、章鱼等软体腕足类海产品在营养功用方面基本相同,都含有丰富的蛋白质及人体必需的氨基酸、矿物质(钙、磷、铁),并含有十分丰富的硒、碘、锰、铜等微量元素。由于含有少量脂肪,而且基本都是不饱和脂肪酸,可有效减少血管壁内胆固醇沉积,对于预防血管硬化有效果。现代医学研究发现,鱿鱼中虽然胆固醇含量较高,但鱿鱼中同时含有牛磺酸,可以有效抑制胆固醇在血液中蓄积的作用。因此,食用鱿鱼时,胆固醇只是正常地被人体利用,而不会在血液蓄积。

鱿鱼含有大量的磷、钾,这对于慢性肾病患者而言,体内钾、磷代谢已经出现障碍,食鱿鱼后无疑会加重病情,故此类患者应忌食鱿鱼,包括墨鱼、章鱼等软体腕足类海产品。

(2)蔬果类

①蘑菇。营养丰富,味道鲜美,自古以来被列为

上等佳肴,是高蛋白、低脂肪,富含人体必需氨基酸、矿物质、维生素和多糖等营养成分的健康食品。而且经常食用蘑菇能很好地促进人体对其他食物营养的吸收。蘑菇富含 18 种氨基酸,有些蘑菇中蛋白质的氨基酸组成比例比牛肉更好。研究发现,蘑菇的营养价值仅次于牛奶。人们一般认为,肉类和豆类食品中才分别含有较高的动物蛋白和植物蛋白,其实蘑菇中的蛋白质含量也非常高。同时,蘑菇中富含丰富的钾离子,因此肾脏病患者不要食用过多。

②土豆。含有大量淀粉,同时含有蛋白质、矿物质(磷、钙等)、维生素类等。土豆含有的蛋白质最接近动物蛋白。维生素 C 的含量丰富,是苹果的 10 倍,且不易被破坏,耐加热,而且土豆所含有的维生素 B_1、维生素 B_2、铁、磷的量也比苹果高很多。

因为淀粉是土豆的主要成分,所以土豆可以作为主食。但是,很多人认为吃土豆会让人发胖,其实土豆与谷物相比较,水分含量高,而且其淀粉含量仅相当于谷类的 32%,热能也仅相当于谷类的 31%。所以,适量食用土豆不会发胖。由于土豆同时具有谷类和蔬菜的特性,所以提供的营养素远远高于一般主食。土豆还可以用来制作淀粉、粉丝等制品。但土豆含钾量极高,对慢性肾脏病患者而言,高钾食品易加重病情,要慎重选择。

③菠菜。含有丰富维生素 C、胡萝卜素、蛋白质,以及铁、钙、磷等矿物质。除以鲜菜食用外,还可脱水制干和速冻。

菠菜中含有大量的 β 胡萝卜素和铁,也是维生素 B₆、叶酸、铁和钾的极佳来源。菠菜叶中含有铬和一种类胰岛素样物质,其作用与胰岛素非常相似,能使血糖保持稳定。丰富的 B 族维生素含量使其能够防止口角炎、而 β 胡萝卜素能防治夜盲症等维生素缺乏症的发生。菠菜中含有大量的抗氧化剂如维生素 E 和硒元素,具有抗衰老、促进细胞增殖作用,既能激活大脑功能,又可增强青春活力,有助于防止大脑的老化,防止老年痴呆症。哈佛大学的一项研究还发现,每周食用 2～4 次菠菜的中老年人,因摄入了胡萝卜素(即维生素 A 原,因为动物体内的称为维生素 A,而植物中的称为维生素 A 原),可降低患视网膜退化的危险,从而保护视力。

菠菜富含纤维,有促进肠道蠕动的作用,可通肠导便。便秘者可多加食用。菠菜炖豆腐虽然是好菜,但菠菜富含草酸,与豆腐钙质结合,影响钙质流失。因此烹调前最好过水焯一下,以减少草酸含量。菠菜不宜多吃,尤其结石更注意。草酸沉淀易结晶,会诱发结石。

菠菜草酸含量较高,草酸与钙盐能结合成草酸钙结晶,使肾炎病人的尿色混浊,管型及盐类结晶增多,故肾炎和肾结石者不宜食。另外,脾虚便溏者不宜多食;贫血者吃后会让体内的铁质流失得更快。

④香蕉。据分析。每 100 克果肉的热量达 91 千卡。在一些热带地区香蕉还作为主要粮食。香蕉果肉营养价值颇高,每 100 克果肉含碳水化合物 20 克,蛋白质 1.2 克,脂肪 0.6 克;此外,还含多种微量元素和维生素。其中维生素 A 能促进生长,增强对

疾病的抵抗力,是维持正常的生殖力和视力所必需;维生素 B_1 能抗脚气病,促进食欲、助消化,保护神经系统;维生素 B_2 能促进人体正常生长和发育。

但并非人人适宜吃,香蕉含钾高,患有急慢性肾炎、肾功能不全者,都不适合多吃,每日吃香蕉,以半根为限。

⑤石榴。石榴鲜食酸甜味美,果实含汁量较高,可食用部分占总重量的 15%～40%。石榴汁含有多种氨基酸和微量元素,有助于消化,具有抗胃溃疡,软化血管,降低血脂和血糖、胆固醇等多种功能,可降低人体患心血管疾病的风险。

石榴含钾丰富,每 100 克含钾 231 毫克,这对于肾病患者而言,食用后会加重病情。

⑥蜜饯。蜜饯都是以水果或瓜类作为主要原料,经用糖或蜂蜜腌制等加工的方法制作而成。蜜饯食用方便,风味甚佳,很多还具有生津开胃的功效,是中国传统食品。蜜饯主要包括蜜金橘、糖桂花、化皮榄等;糖冬瓜条、金丝蜜枣、金橘饼、杏脯、菠萝片、菠萝块、姜糖片、木瓜条、丁香李雪花应子、八珍梅、梅味金橘话梅、九制陈皮、山楂糕、果丹皮、开胃金橘等。

但蜜饯加工过程中为了改变原材料的口感、气味、保质期、外观等,在经过了层层加工时添加了防腐剂、着色剂、香精,以及过高的盐和糖,这样导致原材料的大部分营养被破坏。因此,蜜饯对于慢性肾脏病患者来说应慎用。

选择三：肾脏病患者必须控制食物中的钠盐

钠是细胞外液的主要阳离子，是维持机体水、电解质平衡、渗透压和肌肉兴奋性的主要成分。一旦体内水、钠平衡的调节机制遭到破坏，即可出现水、钠潴留或丢失过多。

肾脏是调节钠平衡的最主要的器官，健康人的肾脏对于钠的调节遵循"多吃多排、少吃少排、不吃不排"的原则，肾脏通过对钠的滤过和重吸收来维持体内钠的稳定，而保持一种钠含量的动态平衡是维持体液量的重要机制。

肾脏病患者容易出现钠平衡的紊乱，如急性肾衰竭的患者由于少尿、水肿会出现稀释性低钠血症，进一步造成细胞内水肿，表现为急性脑水肿的症状，临床上可出现软弱、嗜睡、恶性、呕吐，甚至神志不清、低渗性昏迷。而有间质性肾损害、集合管受损的患者，可能存在肾脏大量失钠。当然更多情况下，随着肾功能变差，肾脏的排钠能力是下降的，常可引起高血压、水肿和充血性心力衰竭。

对于正常人来说，饮食中氯化钠的摄入量对血压的影响不大。肾衰竭患者，尤其是原发于肾小球疾病的患者常伴有高血压，随着肾小球滤过率的下降，血压对氯化钠（食盐的主要成分）的敏感性增高，此外，钠盐摄入过多还可通过非血压依赖的机制加重肾功能恶化的程度（图8）。

限制饮食中的钠盐并不意味着减少钠的摄入，而是要根据病情将其限制在合适的水平。日常饮食

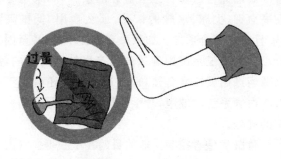

图8 控制食物中的盐

中,食盐是钠的主要来源,一般人适当限制食盐用量就能显著地降低钠的总摄入量。但是,对于需要严格限钠的患者来说,还需要关注食物中的含钠量,回避那些含钠高的品种。一般应选择每百克钠含量在100毫克以内的品种,如牛肉、瘦肉、鸡肉、大白菜、菜花、莴笋、冬瓜、丝瓜、西红柿、荸荠及各种水果等;那些每百克含钠超过200毫克的食物,如牛肉干、苏打饼干、话梅、油饼、豆腐、蘑菇、紫菜、芝麻酱、川冬菜、雪菜、虾米及卤制、腌制的食品容易使总的钠摄入量超过标准。

烹调低盐饮食的时候要注意:吃时加盐,而非炒时加盐;以糖醋的酸甜味替代咸味,调动患者的食欲;不放味精、鸡精等调味品。

低钠盐或低钠酱油和普通的食盐、酱油一样有咸味,其中的镁盐、钾盐比例很高,而氯化钠的含量很少,总体含钠量降低。

那么,肾脏病患者是不是可以用它们来替代食盐和酱油呢? 这要看患者血钾的水平,如果患者存在高血钾、少尿、水肿的情况,那么食用"低钠高钾盐"肯定是不合适的。如果患者血钾不高,甚至因为肾小管损害或是使用利尿剂而产生低钾的倾向,那么适当选用就非常合适,而且适当补钾还有利于维持心血管系统的健康,对于预防高血压、冠心病有一定的好处。

肾脏病患者控制钠盐的目的在于获得血管内液体的最适保有量,以便能更好地满足心肾功能的需要。根据肾病的不同阶段和类型,应掌握增减氯化钠摄入的时机。

增加氯化钠摄入:慢性肾盂肾炎、肾髓质囊肿导致失钠;肾小管酸中毒,排钠增多;腹泻、呕吐、过度出汗;高血钙时;急性肾衰竭多尿期。

保持正常氯化钠量:肾脏疾病合并高血压、水肿、充血性心力衰竭、腹水或胸腔积液。

减少氯化钠摄入:肾脏疾病不合并高血压、水肿、充血性心力衰竭、腹水或胸腔积液;肾脏疾病合并少尿。

不同食物中的钠含量不同,有的差别很大。了解食物中的钠含量,可以做到心中有数,特别是慢性肾病患者更应学会计算每日摄取的钠的数量,并注意限制。现列举了部分常用食物的含钠量,仅供参考(表4)。

表4　常用100克食物中的含钠量(毫克)

食物名称	钠	食物名称	钠
大米	0.9	空心菜	157.8
小米	4.3	油菜薹	111
燕麦片	3.7	芹菜	328
馒头	44	圆白菜	27.2
油条	585.2	冬瓜	1.8
油饼	846	茄子	5.4
玉米	3.3	猪肉	57.5
豆腐干	835	鸡肉	64.3
松花鸭蛋	740	牛肉	66.6
芥蓝	97	鸡蛋	125
菠菜	98	带鱼	112

食盐含大量钠离子,每克食盐含钠391毫克,食入过多,钠在体内可以引起体液,特别是血容量增加,从而导致血压升高,心脏负担加重。

选择四:关注食物中的钾

钾是人体最重要的阳离子之一,正常人体含钾总量约为2克/千克体重,其中98%存在于细胞内,主要分布与肌肉、肝脏、骨骼和红细胞等。一部分与蛋白质、磷酸盐、糖原相结合,能维持酸碱平衡、细胞的生长发育、神经肌肉的兴奋性、容量的调节等。人体钾的来源完全靠外界摄入,每日饮食中含钾在2～4克,足以维持生理上的需要。

钾主要经肾脏排泄,占总排出量的80%～

90%，肾脏对钾的排泄原则与钠不同，为"多吃多排，少吃少排，不吃也排"。胰岛素能促使钾向细胞内转移，使血钾下降。高血钾能使心搏骤停或呼吸肌麻痹而快速致死，低血钾易引起致命性心律失常，两种情况均可引起心电图的异常。

肾脏疾病与钾的关系非常复杂，所以患有肾脏疾病的患者应该关注食物中的钾、关注血钾调节，避免这种电解质紊乱可能引发的严重症状。

当血钾降低时，会出现食欲缺乏、恶心呕吐、四肢乏力、嗜睡、腹胀、神志不清、心跳过速等。此时要增加食物中的钾，来纠正低血钾。高钾饮食每日的钾摄入应不低于3 120毫克，甚至可达到每日6 600毫克，与食物钠的比例为1～2∶1较合适。

血钾降低的情况与以下肾脏问题有关：Ⅰ型或Ⅱ型远端肾小管酸中毒；糖尿病肾病患者胰岛素治疗；大剂量使用排钾利尿药，如呋塞米（速尿）、氢氯噻嗪（双氢克尿噻）；急性肾衰竭多尿期；范可尼综合征；高血压性肾病。

当血钾升高（＞5.5毫摩尔/升）时，临床可出现四肢苍白、寒冷、疼痛、感觉异常、心跳过缓等症状，此时需限制外源性钾摄入，使食物中的钾含量不超过2克。

血钾升高的情况与以下肾脏问题有关：使用保钾利尿药，如螺内酯（安体舒通）；使用血管紧张素转化酶抑制药、β受体阻滞药及长期肝素化治疗；合并少尿的肾病，每日尿量少于1 000毫升；感染、发热、创伤致体内钾产生增加；肾病患者便秘。

蔬菜、水果、谷类都是富含钾的食物,其中含钾较高的水果有西瓜、香蕉、菠萝、大枣、香瓜等,蔬菜有苋菜、菠菜、芹菜、胡萝卜、竹笋、马铃薯、扁豆、芋头、海带、蘑菇和香椿等。

各种食物中的钾多集中于谷皮、果皮和肌肉中,如精细加工的粮食比粗粮中含钾要低,去皮的水果的钾含量比带皮的低,肥肉的钾含量比瘦肉低。

因为钾易溶于水,所以浓菜汤、果汁、肉汤中均含有相当数量的钾,去除汤汁罐头水果和煮水果比新鲜水果的钾含量低。

根据食物中钾的含量,可分为 A、B、C、D、E 级。患者可根据自己病情的实际情况来选择食物。

A 级(含钾量<150 毫克):稻米,富强粉,豆浆,北豆腐,豆腐干,猪心,羊后腿,海参,鸡蛋,鸭蛋,牛奶,黄瓜,冬瓜,南瓜,丝瓜,茄子,柿椒,大白菜,圆白菜,绿豆芽,橘,柚子,菠萝,葡萄,鸭梨,苹果,草莓,杏仁。

B 级(含钾量 151~150 毫克):标准粉,玉米,南豆腐,油豆腐,猪肝,猪肚,牛肝,羊肝,牛后腿,猪肾,鸭肉,螃蟹,甘薯,山药,豇豆,韭菜,芹菜,黄豆芽,胡萝卜,卞萝卜,白萝卜,油菜,空心菜,蒿子秆,莴笋,西红柿,蒜苗,柿子,橘,荔枝,鲜桂圆。

C 级(含钾量 251~350 毫克):小米,玉米,土豆,绿苋菜,紫萝卜,鲜蘑菇,豌豆,红果,大枣,瘦猪肉,羊瘦肉,鸡肉,兔肉,鲫鱼,带鱼,青鱼,黄鳝,鲳鱼香蕉。

D 级(含钾量 351~550 毫克):鲜蚕豆,芋头,红苋菜,毛豆,乌枣,鲤鱼,蛤蜊。

E组(含钾量＞550毫克)：海带,紫菜,花生,榛子,青豆芽,黄豆,绿豆,红豆,葵花子,西瓜子。

选择五：选择低脂肪和胆固醇食物

高脂血症还是肾脏病的继发症状,反过来促进肾脏病进展。饮食对高脂血症的影响与摄入的脂肪种类有关,饮食中摄入过多的胆固醇和高饱和度的脂肪也可导致血脂水平升高,造成对肾脏的负面影响。而多不饱和脂肪酸,特别是 ω-3 多不饱和脂肪酸,能降低机体血胆固醇及甘油三酯水平。多不饱和脂肪酸除了能降低血脂减少肾病综合征的高脂血症,还能发挥改善肾血流动力学及肾脏病变进展的作用。前列腺素(有舒张血管的作用)的前体物质是多不饱和脂肪酸,能改善肾脏的血流灌注情况。

> **小贴士**
>
> ☆膳食脂肪：脂肪量不超过总能量的30％,其中饱和脂肪不超过 5％,单不饱和脂肪酸占 10％,ω-6 多不饱和脂肪酸(包括必需脂肪酸在内)占 10％,ω-3 多不饱和脂肪酸应占到5％(非免疫球蛋白 A 肾病综合征)。
>
> ☆胆固醇：最好不超过每日 300 毫克。

故而,肾病综合征患者的脂质摄入应遵循以下原则,有效控制脂肪摄入量。

(1)选用瘦肉,尽量去除可见的油脂。

(2)多食用鱼肉、鸡肉,少吃猪肉、牛肉。

(3)多采用清蒸、水煮、清炖、凉拌等低油方式烹调食物。

（4）少吃油炸食品，采用煎炒方式烹调时，尽量用植物油。

（5）糕点、点心、零食、坚果等食物中都含有较多的油脂，应注意控制。

常见食物脂肪含量，见表5。

表5　每100克食物中脂肪的含量　（克）

食物名称	脂肪	食物名称	脂肪
猪肉(肥)	88.6	草鱼	5.2
猪肉(瘦)	6.2	鲤鱼	4.1
猪肉(肥/瘦)	37	带鱼	4.9
猪耳	1.11	大黄花鱼	2.5
猪蹄	18.8	小黄花鱼	3
猪肚	5.1	鲈鱼	3.4
猪肝	3.5	基围虾	1.4
香肠	40.7	海虾	0.6
腊肠	48.3	龙虾	1.1
火腿	27.4	方便面	21.1
牛肉(肥/瘦)	4.2	饼干	12.7
牛肉(瘦)	2.3	蛋糕	5.1
羊肉(肥/瘦)	14.1	肉鸡(肥)	35.4
羊肉(瘦)	3.9	乌骨鸡	2.3
黄豆	16	鸡胸脯肉	5
绿豆	0.8	面包	5.1
红小豆	0.6	鸡翅	11.8
豆沙	1.9	鸡腿	13

食物名称	脂肪	食物名称	脂肪
鸭	19.7	黄油	98
北京烤鸭	38.4	核桃(干)	58.8
酱鸭	18.4	松子(生)	62.6
鹅	19.9	栗子(干)	1.7
鸽	14.2	杏仁	45.4
鹌鹑	3.1	腰果	36.7
鸡蛋	8.8	干榛子	44.8
鸭蛋	13	生花生仁	44.3
鹅蛋	15.6	生葵花子	49.9
鹌鹑蛋	11.1	干莲子	2
牛奶	3.2	炒南瓜子	46.1
奶粉	18.9	炒西瓜子	44.8
酸奶	2.7	白芝麻	39.6
奶酪	23.5	黑芝麻	46.1
奶油	97		

选择六:注重膳食搭配

患有慢性肾脏病的患者由于肾功能受到损害,排泄代谢废物的能力减退,所以要合理的膳食搭配,才能减轻肾脏的负担(图9)。

(1)合理膳食内容

①食用低蛋白食物。在限制蛋白总量的前提下,必须保证食物中50%以上的蛋白质属于优质蛋白,如牛奶、鸡蛋、瘦肉、鱼等。同时,在限制总蛋白

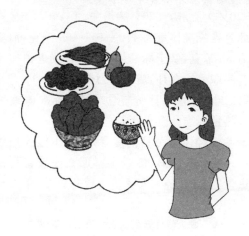

图 9　合理膳食

的基础上尽量限制主食中的蛋白质,可采用麦淀粉代替部分普通面粉和大米。

②保证充分的热量供给。应尽量地使用一些高热能而蛋白质却很低的食物。当进食热能减少时,可适当增加一些食糖或植物油,满足身体的基本需要。

③限制磷、钾、钠的摄入。

(2)营养治疗方案:以一位慢性肾脏病的患者为例,男性,56 岁,身高 170 厘米,体重 55 千克,职业为会计。诊断为慢性肾脏病,血肌酐为 221 微摩尔/升(2.5 毫克/分升),尿素氮为 10.7 毫摩尔/升(30 毫克/分升)。下面我们分五步来制定营养治疗方案。

第一步:计算标准体重。身高值-105=标准体重(千克);如果体重在标准体重≤10%即为理想体重,>20%为肥胖,<20%为消瘦。

此患者标准体重为 170-105=65 千克,而实际体重为 55 千克,低于标准体重 18%,接近消瘦。这位患者的职业为会计,属轻体力劳动(表 6)。

第二步:计算每日所需总热量。标准体重×每日摄入热量标准=全天所需总热量。

患者为轻体力劳动消瘦者,每日应摄入热能标准为每千克体重每日 35 千卡。那么该患者全日所需总热量为 65 千克×每千克体重每日 35 千卡=每日 2 275 千卡。

表6　成人慢性肾脏病患者每日热量供给
(千卡/千克标准体重)

劳动(活动)强度	消瘦	理想	肥胖
轻体力劳动(如坐式工作、日常生活)	35	30	25
休息状态	30	25	20

第三步:计算每日蛋白质的摄入量。标准体重×每千克体重每日蛋白质摄入量=每日蛋白质的摄入量。根据此患者的血肌酐和血尿素氮,其每千克体重每日的蛋白质摄入量为 0.6 克,所以每日应摄入的蛋白质的标准量为 65×0.6=39 克。这个结果中,应注意的是其中优质蛋白质应占 60%～70%,为 24～28 克,其余由植物蛋白提供。

第四步:按照食品交换份的原则,计算食品交换份份数(食品交换份:将食物按照来源、性质分成四大类,每份食物所含热能均约为 90 千卡。同类食物在一定重量内,所含的蛋白质、脂肪、碳水化合物和热能相似)。每日所需总热能÷90(千卡/份)=食品交换份数。

该患者食品交换份数为 2275÷90=25 份。

第五步:参考食谱举例分配食物,根据自己习惯和嗜好选择并交换食物。

(3)食品交换份应用:将大大丰富您的日常生活,并使食谱的设计简单化。可根据自己的饮食习惯、经济条件、季节、市场供应情况等选择食物。在不超出或保证控制全天总热量和总蛋白质量的前提下,慢性肾脏病患者也可以和正常人一样选食,使膳食不再单调枯燥,从而在饮食上提高生活质量。

①食品交换份的特点

☆只要每日膳食包括四大类食品,就可以构成平衡膳食,使患者的饮食易于达到营养均衡。

☆因为每份食物所含热能均约为 90 千卡,便于快速估算每日摄取多少能量。

☆根据食物交换分的热量值,对主食和副食同时进行控制,这样患者就可以对自己每日摄入的总能量做到心中有数,便于控制总能量。

☆患者还可以根据自己的口味和喜好,在同类食品中任意选择,使食品多样化,避免选食单调。

☆有了食品交换份,患者就可以掌握很多的饮食营养治疗的知识。根据自己的病情,在原则范围内灵活运用。

②食品互换。患有慢性肾脏病的患者可以优先选择的食物有 4 大组(谷薯、菜果、肉蛋、油脂),其中还具体分为 9 小类(谷类、淀粉类、蔬菜类、水果类、

大豆类、奶类、肉蛋类、坚果类、油脂）。这些食物都
可以在蛋白质、碳水化合物和热能等值下互相交换
（表7~16）。

表7 食品交换份内容和营养价值

类别	每份重量（克）	每份热量（千卡）	蛋白质（克）	脂肪（克）	碳水化合物（克）
谷类	25	90	2	—	40
淀粉类	25	90	0.1~0.15	—	40
蔬菜类	500	90	5	—	17
水果类	200	90	1	—	21
大豆类	25	90	9	4	—
奶类	160	90	5	5	6
肉蛋类	50	90	9	6	—
坚果类	15	90	4	7	2
油脂类	10	90		10	

表8 等值谷薯类食品交换表

食品	重量（克）	食品	重量（克）
大米、小米、糯米、薏米	25	绿豆、红豆、芸豆、干豌豆	25
高粱米、玉米渣	25		
面粉、米粉、玉米面	25	干粉条、干莲子	25
米饭	65	油条、油饼、苏打饼干	35
		烧饼、烙饼、馒头	35
燕麦片、莜麦面	25	咸面包、窝头	35
荞麦面、苦荞面	25	生面条、魔芋生面条	35
通心粉	25	湿粉皮	150

表9 等值淀粉(糖)类食品交换表

食品	重量(克)	食品	重量(克)
麦淀粉	50	食糖	45
玉米淀粉	50	粉皮、粉丝	50
藕粉、菱角粉、荸荠粉	50		

注:每交换份淀粉类供非优质蛋白质0.1~.25克,热量90千卡

表10 等值水果类食品交换表

食品	重量(克)	食品	重量(克)
柿、香蕉、鲜荔枝(带皮)	150	李子、杏(带皮)	200
梨、桃、苹果(带皮)	200	葡萄(带皮)	200
橘子、橙子、柚子(带皮)	200	草莓	300
猕猴桃(带皮)	200	西瓜	500

注:每交换份水果类供蛋白质1克,碳水化合物21克,热量90千卡

表11 等值蔬菜类食品交换表

食品	重量(克)	食品	重量(克)
白菜、圆白菜、菠菜、油菜	500	白萝卜、青椒、茭白、冬笋	400
韭菜、茴香、圆蒿	500	倭瓜、菜花	350
芹菜、莴苣	500	豇豆、扁豆、洋葱、蒜苗	250
西葫芦、西红柿、冬瓜、苦瓜	500	胡萝卜	200
芥蓝菜	500	百合、芋头	100
苋菜、龙须菜	500	毛豆、鲜豌豆	70
绿豆芽、鲜蘑、水浸海带	500	马铃薯、山药	100

注:每交换份蔬菜类供蛋白质5克,碳水化合物17克,热量90千卡

表12　等值大豆类食品交换表

食品	重量(克)	食品	重量(克)
腐竹	20	北豆腐	100
大豆(黄豆)	25	南豆腐	150
大豆粉	25	豆浆	400
豆腐丝、豆腐干	50	蚕豆	25

注:每交换份大豆类供蛋白质9克,脂肪4克,碳水化合物4克,热量90千卡

表13　等值奶类食品交换表

食品	重量(克)	食品	重量(克)
奶粉	20	牛奶	160
脱脂奶粉	25	羊奶	160
奶酪	25	无糖酸奶	130

注:每交换份奶类供蛋白质5克,脂肪5克,碳水化合物6克,热量90千卡

表14　等值肉蛋类食品交换表

食品	重量(克)	食品	重量(克)
火腿、香肠	20	蟹肉、水浸鱿鱼	100
肥瘦猪肉	25	鸡蛋粉	15
叉烧肉、午餐肉	35	鸡蛋(1大个带壳)	60
酱牛肉、酱鸭、大肉肠	35	鸭蛋、松花蛋(1大个带壳)	60
牛、羊肉、猪瘦肉	50		
带骨排骨	50	鹌鹑蛋(6个带壳)	60
鸭肉	50	鸡蛋清	150
鹅肉	50		
兔肉	100	带鱼	80

续表

食品	重量(克)	食品	重量(克)
草鱼、鲤鱼、甲鱼、比目鱼	80	对虾、青虾、鲜贝	80
大黄鱼、鳝鱼、黑鲢、鲫鱼	80	水浸海参	350

注:每交换份肉蛋类供蛋白质 9 克,脂肪 6 克,热量 90 千卡

表 15　等值油脂类食品交换表

食品	重量(克)	食品	重量(克)
花生油、香油(1汤匙)	10	猪油	10
玉米油、菜子油(1汤匙)	10	牛油	10
		羊油	10
豆油	10		
红花油	10	黄油	10

注:每交换份油脂类供脂肪 10 克,热量 90 千卡

表 16　等值坚果类食品交换表

食品	重量(克)	食品	重量(克)
核桃、杏仁	25	葵花子(带壳)	25
花生米	25	西瓜子(带壳)	40

注:每交换份坚果类供蛋白质 4 克,热量 90 千卡

选择七:没有高钙血症者应该补钙

　　钙是体内含量排第五位的一种元素,是身体最多的一种阳离子,它不仅是骨骼组织的主要构成物,而且在机体的生长发育过程中自始至终支持着整个机体结构。正常人体中约含有 1200 克的钙,99％在骨骼,骨骼是一个巨大的不溶性钙复合物的贮库,

与循环的血钙之间保持着动态的平衡。

肾脏对维持体内钙、磷代谢的平衡具有重要作用,因为人体内钙磷代谢主要受甲状旁腺素和活性维生素 D_3 的调节,而肾脏既是活性维生素 D_3 的主要形成部位,又是甲状旁腺素的重要作用部位和代谢器官。

当各种肾脏病导致肾功能降低时,无机盐代谢发生相应变化,最重要的病理改变为发生继发性甲状旁腺功能亢进、血磷升高和活性维生素 D_3 水平降低。这些改变对钙代谢的影响主要为胃肠道对钙吸收减少,骨钙溶出补充血钙不足,使得体内呈现实际的钙缺乏和钙的异常沉积,导致骨质疏松、肾脏钙化损伤加重。从这个意义上说,增加饮食中的钙含量对于纠正肾功能不全引起的钙磷代谢紊乱是有益的。但是,对慢性肾衰竭患者进行高钙饮食治疗的时候不能忽视的是临床上为抑制甲状旁腺功能亢进和纠正高磷血症而大量使用钙剂和活性维生素D,常常会引起无症状的高钙血症,这是否会引起血管钙化还尚待排除。还有,慢性肾衰竭足量使用复方 α-酮酸(开同)也能使口服的钙增加很多。所以,即便是慢性肾衰竭的患者也不是一定要增加食物钙摄入,而应结合临床治疗的情况综合考虑。

至于那些肾结石患者,尤其应予重视的是草酸盐性的结石,不仅不能补钙,还应限制含钙高的食物。

高钙、低磷饮食有助于纠正慢性肾衰竭患者甲状旁腺功能亢进,预防肾性骨病的发生。慢性肾衰竭患者无疑是应设法提高饮食钙摄入量的,至少不应少于营养素推荐量标准的要求,同时保证一个合适的钙磷比例,减少饮食中那些影响钙吸收和利用的因素,多晒太阳,从事力所能及的体力活动也有助于肾性骨病的预防。

临床上一般会大量补充钙制剂。这个"大量"是相对于来自饮食的钙而言的,通常口服的钙制剂含钙元素量达到每日1 200毫克以上,而正常人每日从饮食中得到的钙只有600～800毫克,营养不均衡时会更低,一般达不到健康人的钙推荐量标准(每日800～1 000毫克)。临床给予钙剂、活性维生素D_3,以及口服的肠道磷结合剂其作用要大于饮食调节。

适合慢性肾衰竭患者的饮食钙、维生素D的推荐标准是:钙每日1 000～1 200毫克,维生素D10微克。

食物大都含有不同量的钙,含钙量较高的每100克一般在100毫克以上,有些可达到1 000毫克以上。

奶及奶制品所含的钙有较高的吸收率。还有茴香、绿苋菜、雪菜、油菜薹、芥蓝等深绿色的蔬菜、小萝卜缨及柠檬、芝麻酱、花生、松子、榛子;海参、鱼类、紫菜、海带,以及可以连骨、壳一起食用的小鱼小虾;木耳、蘑菇,蛋黄、豆类;把动物的骨粉充分磨碎作为钙源,其钙含量有20%之多

除了以上含钙较高的食物之外,米、小麦等谷物,大部分蔬菜、水果,肉类等食物含钙均较低。

选择八:需要限制饮食中的磷

谈到食物的磷含量,先要介绍一下每日人体对磷的需要量。通常按照能量需要量来推导磷的需要,即 1 千卡需磷 0.2 毫克,故不同个体随能量需要的变异对食物磷的需要量在几百毫克至千余毫克。

慢性肾衰竭患者肾小球滤过和排出磷的能力低下,导致血磷升高,刺激甲状旁腺激素的分泌,可使得尿磷的排泄增加,使血磷在一定的时期内尚能控制在正常范围内。但是随着肾功能进一步恶化,会出现失代偿的情况——血磷升高、甲状旁腺功能亢进及由此引发的肾性骨病,而血磷升高更可以损伤肾功能,所以控制食物中的磷需要尽早。

慢性肾衰竭患者对磷的需要应不高于推荐的正常需要量,即要使每日饮食的磷含量达到以上标准并不难。食物中的磷是与蛋白质协同存在的,所以一般的低蛋白质饮食含磷量往往就很低了。磷在食物中分布很广,因为磷与细胞结构与蛋白质成分并存,瘦肉、蛋、奶、动物的肝、肾含量都很高,海带、紫菜、花生、干豆类、坚果、粗粮含磷也很丰富。粮谷中的磷为植酸磷,吸收利用率低。蔬菜、瓜类、水果、杏仁、猪血、蛋白、海参、油脂类等食物磷含量较低。

推荐每日磷 700 毫克,钙磷比例为 1～2∶1(图10)。

选择九:透析治疗的患者还需要补充蛋白质

血液透析前,尿毒症－低蛋白饮食是尿毒症患

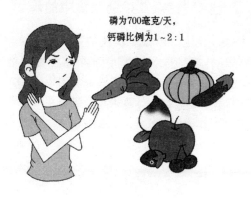

磷为700毫克/天,
钙磷比例为1~2:1

图10　注意钙磷比例

者一贯坚持的一条铁律,那么开始透析后为什么就
该适量增加蛋白质的摄入呢?

　　血液透析过程中蛋白质丢失,采血、穿刺、血液
流经透析器后残留都会造成蛋白质丢失;血液透析
患者的分解代谢增强,会导致负氮平衡;代谢性酸中
毒可导致蛋白质的氧化增加、合成减少,并导致支链
氨基酸分解代谢增强;透析不充分,可能会影响透析
间期的食欲,导致摄入不足;更有患者出于经济考
虑,刻意控制透析间期蛋白质摄入量以保持较低的
氮质生成率,降低血液透析的频度,这也使负氮平衡
难以纠正。

　　基于以上状况,血液透析患者的蛋白质摄入应
该较保守治疗期(每日 0.5～0.6 克/千克体重)升高
1 倍左右,达到每日 1.0～1.2 克/千克体重,达到或
超过健康人饮食所含的蛋白质量。这样一来,尿毒

症患者从饮食上可以说是得到了解放,生活质量会有很大的提升。

　　例如,一位每周做 3 次血液透析的男性患者体重为 60 千克,透析后他每日的蛋白质需要量为 60~75克,相当于牛奶 250~500 毫升;大鸡蛋 1 个;瘦肉 50 克;鸡肉 50 克;鱼肉 100 克;谷类 250~300克;蔬菜 500 克;豆腐 50~100 克。

四、慢性肾脏病患者九日食谱

第一日食谱:清炒小白菜粉丝

低嘌呤、低蛋白、低磷、低钾饮食。蛋白质摄入量30克,能量1 400千卡。

(1)食物内容:畜肉20克,禽肉25克,奶200毫升,谷类100~150克,油脂30克,白糖、淀粉类食物100克,食盐2~3克,蔬菜500克。

(2)食谱举例

早餐:牛奶200毫升,白糖10克,煮蛋半个,面包片1~2片,黄油5克。

午餐:清炒小白菜粉丝,小白菜150克,粉丝50克;什锦炒饭(米饭160克,黄瓜50克,胡萝卜50克,瘦肉25克);米汤加糖(糖5克)

晚餐:炒鸡丁(鸡丁25克,柿椒丁100克),炝拌芹菜(芹菜150克);馒头(面粉60克)。

(3)主要菜肴制作:清炒小白菜粉丝。小白菜洗净,切段;粉丝洗净,开水泡软。铁质炒锅大火加热,加橄榄油,稍热即下葱花炝锅,入小白菜,再入粉丝,可用高汤100毫升提鲜,食盐不能超过1克,略炖即可出锅。

(4)营养特点:小白菜和油菜一样是富含钙质的蔬菜,而粉丝的特点是富含淀粉。这道菜的设计看似平凡,实则很为肾病低蛋白饮食着想——既补了能量又补了钙,还不缺少叶绿素、维生素 C 抗氧化的物质。

(5)全日食谱解读:想要能量充足(每日 1400 千卡),而蛋白质控制如此之严(每日 30 克)可不容易。黄油啊,糖啊,粉丝啊,还有炒菜用到的橄榄油都是不含蛋白质的纯能源食物,必须要安排在其中。

用橄榄油来提高脂肪的供能比是比较安全的做法,对于慢性肾衰竭的患者脂代谢及心血管的保护有特别的益处。

这份全日食谱适合身材娇小的女性患者(身高155 厘米左右)采用,能满足其日常所需。当然啦,还不能有糖尿病啊!

(6)推荐理由:低蛋白饮食的特点是清淡偏素,食物只能简单烹调,所以一日食谱当中烹调方法不涉及煎、炸、烧烤,更没有腌渍食品或过多的加工品出现。

(7)注意事项:调味品的选择和用量控制与主料的控制一样关键。配齐必要的量具吧。

第二日食谱:醋熘西葫芦

低嘌呤、低蛋白、低磷、低钾饮食。蛋白质摄入量 40 克,能量 1 600 千卡。

(1)食物内容:畜肉 40 克,鸡蛋 1.5 个,低钾奶粉 30 克,谷类 200 克,油脂 30 克,白糖、淀粉类食物100 克,食盐 2～3 克,蔬菜 500 克。

(2)食谱举例

早餐:低钾奶粉 30 克,加白糖 10 克;面包片 2

片,夹鸡蛋(鸡蛋30克)。

午餐:肉丝炒胡萝卜(肉丝40克,胡萝卜100克);烧冬瓜粉丝(冬瓜150克,粉丝50克);米饭(大米320克)。

晚餐:芹菜鸡蛋(芹菜150克,鸡蛋1个);醋熘西葫芦(西葫芦100克);烙饼(面粉120克)。

注:维凯牌低磷、低钾奶粉,蛋白质含量为12%。

(3)主要菜肴制作:醋熘西葫芦。西葫芦切薄片,切蒜片,葱花。炒锅大火烧热,加底油烧热,葱花炝锅,下入西葫芦、白糖、醋适量调味,起锅。

(4)营养特点:西葫芦属于瓜类蔬菜,含蛋白质量极低。这道菜肴的突出特点是无盐,用糖、醋调味。这是适用于低盐低蛋白肾病饮食烹饪的一个妙招儿。

(5)全日食谱解读:这套菜谱的营养素含量适合中等身材的女性患者(身高160厘米左右)。每一餐很好体现了荤素搭配、主副食搭配的原则,能最大限度保有营养素的利用率。冬瓜和西葫芦均属瓜类蔬菜,比叶菜的蛋白质含量低,故用量可以适当放宽。

早餐的配餐采用了营养复合度更高的低磷低钾营养粉,这种产品适合长期营养摄入不足、消瘦或近期体重减轻且合并高磷或高钾血症的患者,用它来替代牛奶,营养更丰富。

(6)推荐理由:慢性肾衰竭病人的饮食是治疗的一部分,是决定预后的关键,而慢性肾衰竭的饮食要求又是那么不简单,除了烹调方法的调整、食物用量的控制之外,有时也需要采用一些特别的营养制剂来满足治疗需要。

(7)注意事项:这一日饮食不一定好吃,却肯定是对的!

第三日食谱:淀粉米粥

低嘌呤、低蛋白、低磷、低钾饮食。蛋白质摄入量50克,能量1800千卡。

(1)食物内容:猪肉60克,鸡蛋1个,牛奶250毫升,谷类225克,油脂40克,白糖、淀粉类食物75克,食盐2~3克,蔬菜500克。

(2)食谱举例

早餐:牛奶250毫升,白糖15克;花卷(面粉100克);凉拌芹菜末(芹菜、醋、香油适量,食盐少许)。

午餐:肉片炒萝卜(肉片60克,萝卜150克);素烧冬瓜粉丝(冬瓜100克,粉丝100克);馒头(面粉120克)。

晚餐:韭菜炒鸡蛋(韭菜150克,鸡蛋1个);烙饼(面粉75克);淀粉米粥(淀粉米50克)

(3)主要菜肴制作:淀粉米粥。淀粉米不用淘洗,添好水煮粥所需时间也较短,口感类似糯米。

(4)营养特点:淀粉米(又名去蛋白米)是一种肾病饮食常常需要用到的秘密“武器”,是将去掉蛋白质的谷物粉加晶体胶压制而成的,是纯淀粉制品,模拟米的口感和加工特性,用作主食能提高能量摄入,却不会增加谷物来源的蛋白质。

（5）全日食谱解读：这套食谱的总能量超过1800千卡，蛋白质摄入量为50克左右，适合身高165～170厘米的患者食用。

（6）推荐理由：萝卜、韭菜和芹菜，这些蔬菜都有特殊的香气，采用低盐的烹调方法往往比其他蔬菜有滋味，更能促进食欲。

（7）注意事项：从食谱上不难发现，肾病患者的饮食往往需要单独烹制，"随便吃一口"是无法满足治疗要求的。但这并不意味着无法实现，烹制的过程其实可以非常简单。

第四日食谱：鱼肉馅饺子

低蛋白、低磷、低钾饮食。蛋白质摄入量为30克，能量1400千卡。

（1）食物内容：鸡肉25克，鱼肉65克，鸡蛋0.5个，谷类100～150克，油脂30克，白糖、淀粉类食物50克，食盐2～3克，蔬菜500克。

（2）食谱举例

早餐：菠菜面片汤（菠菜50克，面粉50克，鸡蛋0.5个）。

午餐：鸡丝冬瓜（鸡丝25克，冬瓜150克）；素炒大白菜宽粉条（大白菜100克，宽粉条25克）；米饭大米（160克）。

晚餐：鱼肉馅饺子（鱼肉65克，配菜200克，粉丝25克，面粉50克，植物油15克）。

（3）主要菜肴制作：鱼肉馅饺子。少刺的草鱼或鳜鱼鱼肉50克斩成茸，胡萝卜、黄瓜各100克，洗净切碎,粉丝泡软切碎,加葱末、五香粉、食盐、油、香油等拌好,面粉和好,分成8~10份,擀成面皮,包制饺子。

(4)主要菜肴营养特点:饺子是一种营养均衡的传统食品,包几个饺子来吃,可以调剂口味,增添些生活的乐趣,多做上一些,冷冻起来,也就成了一种随吃随取的方便食品。

(5)全日食谱解读:这份全日食谱的特点是主食的变化。粉条、粉丝等增加能量的淀粉类食品配合在各餐次的食物安排中间。肉、蛋、鱼的用量很少,且要注重与富含能量的淀粉类食品配合在一起食用,以便更充分地利用其所提供的蛋白质。

第五日食谱:土豆火腿沙拉

低蛋白、低磷、低钾饮食。蛋白质摄入量为30克,能量1600千卡。

(1)食物内容:畜肉20克,禽肉25克,奶200毫升,谷类100~150克,油脂30克,白糖、淀粉类食物100克,食盐2~3克,蔬菜500克。

(2)食谱举例

早餐:牛奶200毫升,白糖10克,煮蛋0.5个,面包片1~2片,黄油5克。

午餐:土豆火腿沙拉(土豆50克,火腿20克,沙拉酱适量,植物油5克);海米油菜(油菜150克,海米3克,植物油10克);淀粉米米饭(淀粉米100克)。

晚餐:炒鸡丁柿椒丁(鸡蛋25克,柿椒丁100

克);炝拌芹菜(芹菜150克);馒头(面粉150克)。

(3)主要菜肴制作:土豆火腿沙拉。土豆去皮,切丁、煮熟;火腿切丁,备用。盘中放上土豆丁、火腿丁,加入沙拉酱拌匀即可。

(4)主要菜肴营养特点:土豆被称作"地下的苹果",虽然其貌不扬,其实营养丰富,富含淀粉,当然它也富含钾。火腿是一种加工肉食,已经调味,所以沙拉的调制过程不需要加盐。

(5)全日食谱解读:全天食谱从无盐的西式早餐开始。这份全日食谱的特点是容量控制比较严格,适用于心肺功能不佳,少尿、水肿的情况。

(6)推荐理由:中式餐饮讲究的干稀搭配未见得适用于肾病患者,汤汤水水往往是高钠的,入液量也多。这份食谱则不同。

第六日食谱:汆鸡丸冬瓜

低蛋白、低磷、低钾饮食,蛋白质摄入量为40克,能量1400千卡。

(1)食物内容:禽肉50克,鱼肉50克,蛋1个,豆腐30克,谷类150克,油脂30克,白糖、淀粉类食物100克,食盐2~3克,蔬菜500克。

(2)食谱举例

早餐:鸡蛋淀粉摊饼(鸡蛋1个,淀粉50克,配菜50克,植物油、食盐各适量);菠菜粉丝汤(菠菜75克,粉丝15克)。

午餐:汆鸡丸冬瓜(鸡胸肉50克,冬瓜150克);醋熘茄丝(茄子150克);米饭(大米200克)。

晚餐:清蒸鱼(鱼 80 克);番茄圆白菜(圆白菜 150 克,番茄酱 10 克);花卷(面粉 90 克)。

(3)主要菜肴制作:氽鸡丸冬瓜。鸡胸肉切茸,加姜、葱、少许盐调味,顺一个方向调匀。冬瓜切小块,加高汤 500 毫升烧开,下入鸡肉小丸子和冬瓜,炖软。

(4)主要菜肴营养特点:鸡肉小丸子清淡无油,高汤咸鲜提味,这道菜适合那些食欲缺乏、咀嚼无力的老年病患。

(5)全日食谱解读:早餐的淀粉摊饼可以采用普通淀粉烹制,简便易行,口感软嫩。全天食谱中烹制所用的方法都为低脂少油的方法,如蒸、煮、氽等,故而这套食谱的胃肠道负担较轻,更容易被消化吸收,耐受度好。况且,这样一份食谱,质地上接近半流食的标准,适合老年患者在患急症、食欲缺乏的情况下选择。

第七日食谱:海带银鱼羹

低蛋白、低磷、低钾饮食,蛋白质摄入量为 40 克,能量 1 600 千卡。

(1)食物内容:畜肉 20 克,海产 40 克,鸡蛋 1 个,低钾奶粉 30 克,谷类 200 克,油脂 40 克,白糖、淀粉类食物 100 克,食盐 2～3 克,蔬菜 500 克。

(2)食谱举例

早餐:低钾奶粉 30 克,白糖 10 克;面包片夹火腿肉(面包 2 片,火腿肉 25 克)。

午餐:海带银鱼羹(海带 20 克,银鱼 40 克,鸡蛋

50克,植物油10克);清炒空心菜(空心菜100克,蒜茸5克;米饭(大米200克)。

晚餐:菠菜炒鸡蛋(菠菜150克,鸡蛋1个);番茄菜花(菜花100克,番茄50克);烙饼(淀粉面100克)。

(3)主要菜肴制作:海带银鱼羹。分别洗净银鱼和海带,鸡蛋打开。锅内放入清水,加银鱼、海带煮开,再放入鸡粉、食盐、胡椒粉,煮熟后放入水淀粉、香油出锅即可。

(4)主要菜肴营养特点:海带和银鱼能带给喜欢海味的患者惊喜。这两种来自海洋的食材钙含量也颇高。

(5)全日食谱解读:这日菜谱的特点有两点:正餐的搭配是一荤一素加主食,三餐主食中有一餐是采用淀粉制作的;烹调用油达到40克,建议采用橄榄油或亚麻油,而非花生油或其他植物油。

(6)推荐理由:淀粉类食品的制作不仅可以有摊饼、淀粉米饭,也可以用来烙饼、包饺子或蒸制发面的花卷、馒头。学会制作淀粉主食,食谱才能富于变化。

第八日食谱:清炖乌鸡汤

低蛋白、低磷、低钾饮食,蛋白质摄入量为50克,能量1 600千卡。

(1)食物内容:乌鸡120克,鸡蛋30克,牛奶250毫升,豆腐60克,谷类200克,油脂30克,淀粉类食物50克,食盐2～3克,蔬菜500克。

(2)食谱举例

早餐:牛奶250毫升,馒头(面粉50克),生菜沙拉(生菜100克,沙拉酱5克)。

午餐:清炖乌鸡汤(乌鸡120克,枸杞子5克,白萝卜25克);素炒木耳莴笋(莴笋200克,木耳20克);米饭(大米200克)。

晚餐:素炒大白菜豆腐(大白菜150克,豆腐60克);黄瓜蛋汤(黄瓜100克,鸡蛋30克);烙饼(面粉120克)。

(3)主要菜肴制作:清炖乌鸡汤。乌鸡腿1只,切段。清水烧开,加入乌鸡腿段,大火撇去浮沫,加葱、姜、枸杞子、白萝卜,转小火炖至汤白。

(4)主要菜肴营养特点:很多慢性病的患者体质虚寒,周身乏力,乌鸡低脂而富含铁,配合枸杞子、葱、姜和白萝卜等温补食材,适合补益病体。

(5)全日食谱解读:这份食谱的适用对象是患有糖尿病的女性终末期肾病患者(身高155厘米左右),蛋白质限量标准大致为每日0.8克/千克体重,而能量在每日20～30千卡/千克体重,因为蛋白质限量标准较宽,几乎不用淀粉类食物替代普通主食。

(6)推荐理由:食谱当中有豆腐60克,这是全天食谱的一个亮点。大豆制品对肾脏疾病的功过莫衷一是。然而最新的证据表明,大豆蛋白在蛋白质限量范围内应用是有益无害的。大豆制品并非肾脏病饮食的禁忌。

第九日食谱:草菇西兰花

低蛋白、低磷、低钾饮食,蛋白质摄入量为 50 克,能量 1600 千卡。

(1)食物内容:猪肉 60 克,鸡肉 50 克,牛奶 250 毫升,鲜豆类 100 克(市品 130 克),谷类 225 克,油脂 40 克、白糖、淀粉类食物 75 克,食盐 2~3 克,蔬菜 500 克。

(2)食谱举例

早餐:牛奶 250 毫升,白糖 15 克;花卷(面粉 70 克);凉拌芹菜末(芹菜、醋、香油各适量,食盐少许)。

(3)午餐:肉片炒丝瓜(肉片 60 克,丝瓜 100 克);炒荷兰豆(荷兰豆 100 克);馒头(面粉 120 克)。

晚餐:鸡丝茭白(鸡肉 50 克,茭白 100 克);草菇西兰花(草菇 20 克,西兰花 100 克,植物油 10 克;香油少许);米饭(大米 200 克)。

(3)主要菜肴制作:草菇西蓝花。西兰花洗净,切成小朵;草菇洗净。锅内放入开水,把西兰花烫一下。锅内放入少许植物油,把西兰花、草菇一起下锅翻炒;加入少许水,再加入食盐,出锅前加入水淀粉、香油即可。

(4)主要菜肴营养特点:西兰花是世界级的健康蔬菜,营养价值备受推崇。草菇也是营养价值的典范。

(5)全日食谱解读:全天菜肴的搭配多用了荷兰豆、芹菜、西兰花、草菇、丝瓜等不常吃的蔬菜,是想表明,肾病的食谱搭配讲求多样化和变化,这样才能得足够而丰富的营养补充。

这些蔬菜相比细嫩的叶菜及瓜类蔬菜能带来更为丰富的膳食纤维;而肾脏病患者通常是不能多用菌菇藻类、粗粮或豆类食物的,这样就容易造成膳食纤维摄入不足,通过富含膳食纤维的蔬菜来补充对于维持肠道功能健康特别有益。

(6)推荐理由:可用于排便不畅的慢性肾脏病患者。

副总主编简介

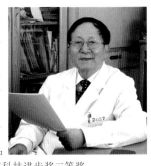

昭光 教授，卫生部首席健康教育专家，
国老年保健协会副会长，首都医科大学
属北京安贞医院干部保健诊疗中心研究
，主任医师，并长期担任北京安贞医院干
保健及老年心内科主任。曾与我国著名
学家华罗庚教授合作研制成"北京降压0
"及"溃疡合剂"。近十几年从事医学科
工作，曾获联合国国际科学与和平周"和
使者"、全国科普工作先进个人等称号。
写提倡健康生活方式的科普文章数千
，《登上健康快车》、《健康快乐100岁》
科普图书总发行量超过500万册，其中
健康快乐100岁》一书获得2005年度国家科技进步奖二等奖。

副总主编简介

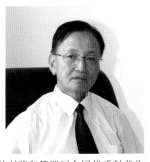

红丁 教授，内分泌及糖尿病专家、科
专家。现为中国医学科学院北京协和医
内分泌科主任医师，博士生导师，北京
和医院糖尿病中心主任。任北京糖尿病
治协会理事长，北京健康教育协会副会
，中国老年保健协会抗衰老协会主任委
，《中国糖尿病杂志》副总。近年共
表论文140余篇，参与书籍撰写60余
，其中由人民卫生出版社出版的《自己
胜糖尿病》获得2005年度国家科学技术
步奖二等奖。由中国协和医科大学出版
出版的科普图书《糖尿病300个怎么
》获第三届中国大学出版社协会优秀双效书奖和第四届全国优秀科普作
奖，并获得2006年度国家科学技术进步奖二等奖。

作者简介

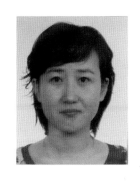

燕萍 副主任医师。在北京协和医院营
科从事临床营养工作17年，为尿毒症、
尿病、痛风、肥胖症、厌食症、肝病及
手术期患者等提供相应的营养支持。主
专业方向为肾脏病营养干预。热心于健
科普宣传，积极撰写各类营养科普文，
编写《现代临床营养学》、《临床肠
与肠内营养》、《肾脏病营养解决方
》、《糖尿病家庭食谱》、《矮小症
5个怎么办》等书籍。

策划编辑：姚林琪
责任编辑：郭春喜
封面设计：中天盛丰

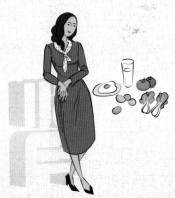

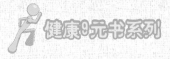

MANXING SHENZANGBING
YINSHI YINGYANG HUANGJIN FAZE

慢性肾脏病饮食营养黄金法则

 健康9元书系列

ISBN 978-7-5082-7598-7

ISBN 978-7-5082-7598-7

定价：9.00元

9 787508 275987 >